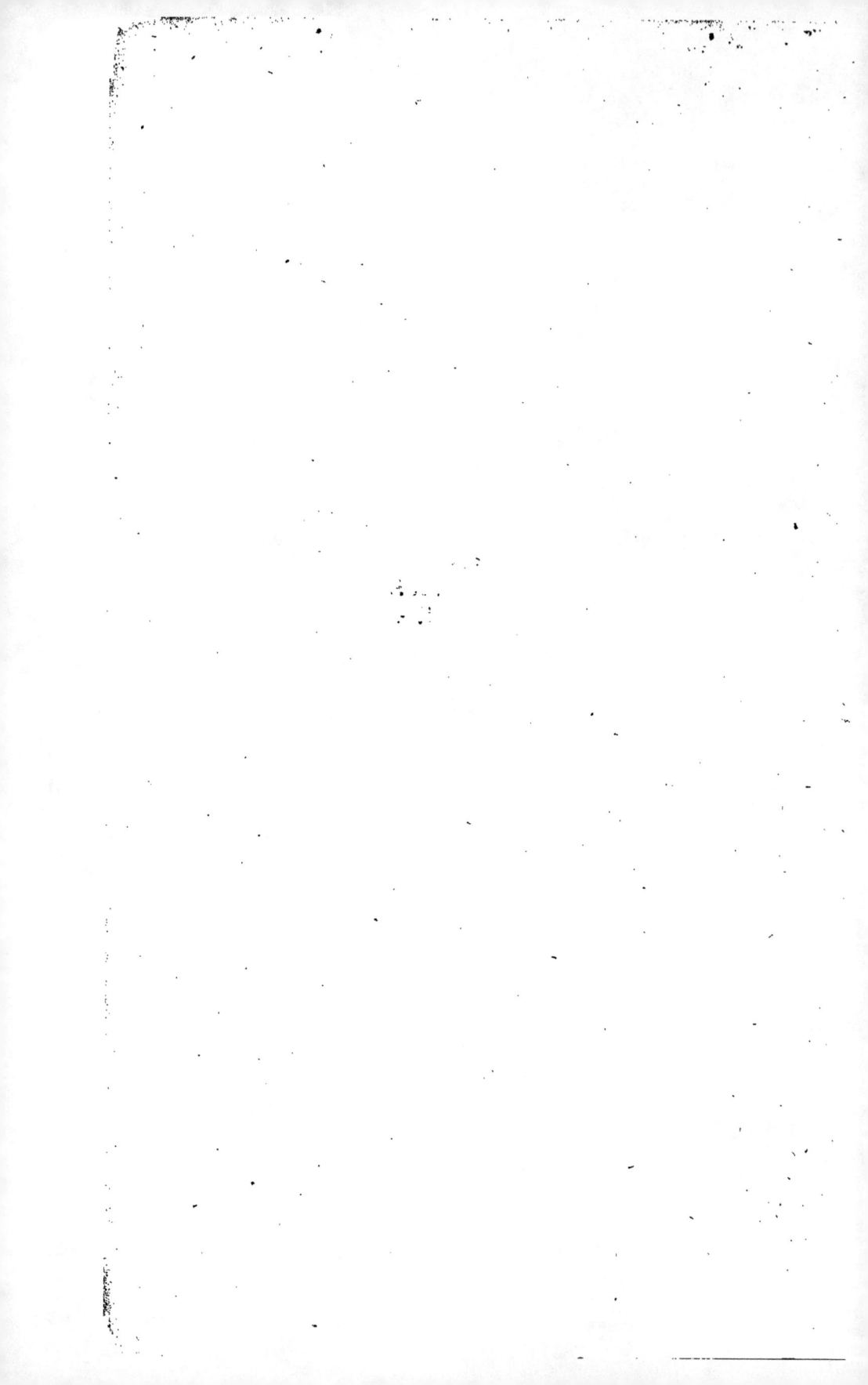

OBSERVATIONS

PRATIQUES

SUR LES BAINS D'EAU DE MER

ET

SUR LES BAINS CHAUDS.

DE L'IMPRIMERIE DE PILLET AÎNÉ,
rue des Grands-Augustins, n. 7.

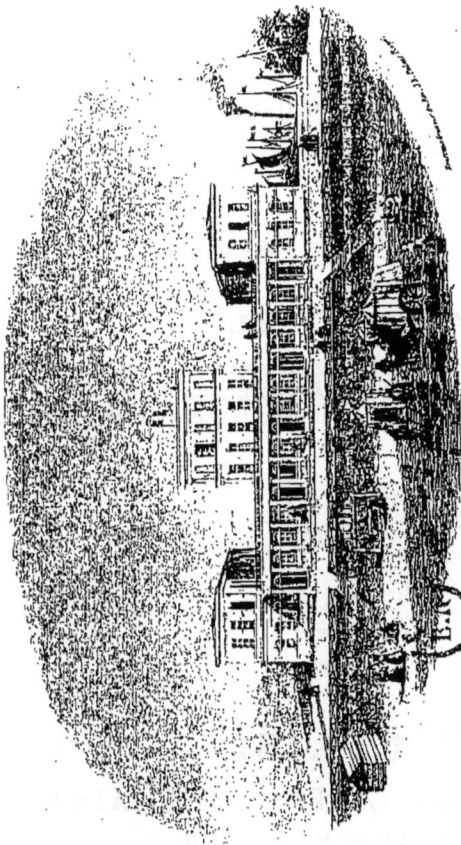

VUE de l'ÉTABLISSEMENT des BAINS de MER de BOULOGNE, CÔTÉ de la PLAGE.

OUVERT PENDANT SIX MOIS DE L'ANNÉE, DE MAI EN NOVEMBRE

Grand salon de Réunion et de Danse
Salon de musique pour les Dames
Salon de Lecture

Appartemens meublés ayant vue sur
la mer et sur le Port.
Restaurant et Glacier

Grande terrasse du Rez-de-chaussée,
Terrasse à balcon du premier étage,
Petite terrasse du bâtiment du milieu
(longueur totale du Bâtiment 157 pieds)

OBSERVATIONS

PRATIQUES

SUR LES BAINS D'EAU DE MER

ET

SUR LES BAINS CHAUDS;

PAR A.-P. BUCHAN,

DOCTEUR EN MÉDECINE, MEMBRE DU COLLÉGE ROYAL DES MÉDECINS
DE LONDRES;

Ouvrage traduit de l'anglais,

PAR ROUXEL,

MÉDECIN DE L'HOPITAL CIVIL ET MILITAIRE DE BOULOGNE,
INSPECTEUR DES BAINS DE MER,
MEMBRE DE PLUSIEURS SOCIÉTÉS SAVANTES.

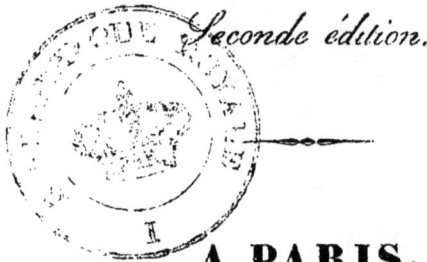

Seconde édition.

A PARIS,

CHEZ J.-B. BAILLIERE, LIBRAIRE,
RUE DE L'ÉCOLE-DE-MÉDECINE, N° 13.

1855.

DES BAINS EN GÉNÉRAL,

ET DE LA 2ᵉ ÉDITION

DE LA TRADUCTION DE L'OUVRAGE DE BUCHAN.

L'usage des bains est devenu, de nos jours, une nécessité qui prend sa source dans l'expérience de toutes les nations et de tous les siècles. C'est aussi pour les bains de mer une affaire de mode, d'agrément, et du moins ces motifs, frivoles en apparence, se trouvent dans ce cas en harmonie parfaite avec les règles de l'hygiène et les préceptes les plus salutaires de la santé.

Les anciens faisaient le plus grand usage des bains, et tous leurs ouvrages attestent que la médecine grecque et latine en recommandait l'application dans un grand nombre de maladies. Elle avait surtout une entière confiance dans les bains froids, qui prirent à Rome une vogue extraordinaire, à dater de l'instant où Auguste, les ayant employés afin de combattre une affection catarrhale très-grave, se trouva radicalement guéri. Il arriva alors ce qui arrive souvent dans les cours, lorsque l'esprit de flatterie tend tous ses efforts vers l'imitation du maître. On vit les sénateurs, les grands de l'empire, se faire un devoir de lutter à qui resterait le plus long-tems dans sa baignoire, *psirosolia*. Il en résulta des accidens très-fâcheux, et Marcellus, neveu d'Auguste, ayant succombé à l'usage imprudent de ce remède, il fut remplacé par les bains chauds.

Cependant les bains froids reprirent faveur; et, d'après Celse, ce fut Asclépiade, dont il était l'élève, qui commença à les ordonner avec une hardiesse qui fut couronnée de nombreux succès. Rome, au rapport de Pline, ne connut point d'autre médecine pendant six cents ans, et la civilisation, le luxe, contribuèrent encore à les mettre en crédit.

Les premiers thermes publics furent élevés par Agrippa; les Romains en firent leurs délices, et bientôt l'Italie se couvrit de monumens de ce genre, aussi utiles que somptueux, et dont les ruines attestent encore quelle importance on attachait aux bains comme moyen hygiénique. Les restes des thermes d'Agrippa, de Néron, de Titus, de Caracalla, nous prouvent la magnifi-

cence que les Romains mettaient dans les constructions de ces édifices. C'est dans ces restes
qu'on a découvert l'Hercule Farnèse et le Lao-
coon, ces deux chefs-d'œuvre de la sculpture
antique.

Au surplus, Rome, ainsi qu'Athènes, en at-
tachant un aussi grand prix à l'usage des bains,
comme remède et comme moyen de propreté,
ne faisaient que suivre l'exemple de tems plus
anciens, car il serait impossible, en remontant
à l'antiquité la plus reculée, de n'y pas retrouver cet usage. Moïse en faisait une recommandation expresse aux Israélites; Homère raconte
comment Circé délassa Ulysse de ses fatigues en
lui prescrivant un bain dans un vase immense et
d'un métal éclatant; enfin, chez toutes les nations de l'Orient, prendre des bains est une
ordonnance consignée dans les lois civiles et re-
ligieuses. Mahomet, dans son *Coran,* prescrit
avec force les ablutions, et règle à la fois le
nombre de ces ablutions et les circonstances dans
lesquelles elles doivent avoir lieu.

Il parait au surplus certain que, pour la Grèce
et l'Italie, les Lacédémoniens furent les premiers
qui employèrent les bains froids. Les mœurs
austères des Spartiates, leur vigueur, leur force
dans la guerre et dans tous les exercices du corps,

sont déjà une puissante recommandation pour ces bains.

Chez les modernes, l'usage du bain froid, pris dans les fleuves et dans les rivières, ne devint à peu près général qu'à dater du retour des premières croisades. Cet usage s'était conservé parmi les Orientaux et les Arabes ; ces derniers le transportèrent en Espagne du tems du règne des rois maures, et nos soldats, en revenant de la Palestine, le mirent à la mode dans nos contrées.

Toutefois, ce n'est que de nos jours que l'emploi des bains froids de fontaine ou de rivière a été remplacé par celui des bains de mer. Pendant long-tems ces bains ne furent pris que par des individus appartenant à la classe du peuple, dans le voisinage des côtes, et par des jeunes gens. Buchan, dont nous offrons au public une seconde édition en langue française, les avait prescrits et mis en usage en Angleterre, dans les rangs les plus élevés de la société ; mais il s'écoula encore plusieurs années avant que cet usage devint général en France, après la publication que nous avons faite de la première édition de son ouvrage, traduit par nous en 1812. Cette traduction, mentionnée dans l'*Encyclopédie médicale*, commença à fixer l'attention sur l'emploi des bains de mer dans la médecine, et des circonstances favorables, la paix, le séjour des Anglais en France, l'ouverture d'établissemens à Dieppe et à Boulogne, fixèrent définitivement l'usage des bains parmi nous.

Ce serait faire de l'érudition inutile que de rapporter ici l'opinion des médecins anciens et modernes sur l'utilité des bains froids, principalement des bains de mer. C'est un des agens les plus étendus, les plus puissans qui existent, et dont l'application prudente et continue a produit et produit encore chaque jour des effets merveilleux dans une foule d'affections et de maladies. Les valétudinaires, les personnes faibles, épuisées par les travaux, les fatigues, le régime dévorant et l'atmosphère vicié des grandes villes, viennent retrouver, dans les flots de la mer, en respirant l'air pur de nos côtes, les forces, le repos et la santé.

Quelques esprits légers ont souvent répété que c'était la curiosité, le besoin de changer de lieu, le désir de s'amuser, qui conduisaient les baigneurs dans nos villes maritimes : c'est là une erreur palpable! L'expérience médicale réfute avec force cette opinion, et la constance des malades à employer le moyen hygiénique fourni par les bains de mer, est une preuve des

effets bienfaisans qu'on en retire ; et de son
efficacité. J'ai connu, entre autres, un des hommes les plus distingués de notre époque, poète
élégant et historien renommé, dont la santé,
affaiblie par les veilles, fut raffermie, rétablie
par l'usage des bains de mer. C'est dans la belle
saison, et à Boulogne, qu'il a composé une
partie de son bel ouvrage sur *les Croisades*.

Je suis loin de nier ensuite que les distrac-
tions, les amusemens qu'on rencontre dans les
établissemens de bains ne contribuent pas à y
attirer les voyageurs, et n'exercent pas une favorable influence sur leur santé. Le physique et
le moral se tiennent et se prêtent de mutuels secours. Le changement de situation et de lieu, la
vue d'objets variés, le spectacle animé et pitto-
resque des côtes, en interrompant la routine
d'une existence casanière et monotone, portent
à l'ame et aux sens une vie nouvelle qui se com-
munique au corps en rendant à tous les organes
la force et l'activité. Sous ce rapport, la ville de
Boulogne présente des avantages que nulle autre
ville maritime ne saurait lui disputer.

La beauté de ses sites, la pureté de l'air qui y
règne, l'élégance de ses constructions, et en particulier de son établissement de bains ; les souve-
nirs historiques qui se pressent multipliés sur son

sol, le grand nombre d'étrangers, d'hommes de haut rang, d'artistes célèbres qui s'y réunissent, sa proximité de Paris et de Londres, en font une résidence d'élection qui offre à la fois tous les avantages d'une capitale et d'une province. Aux salons des bains de mer créés par M. Versial, et que M. Mancel continue à tenir de manière à satisfaire les goûts les plus difficiles, à l'ordre dans le service des voitures, sur une côte uniforme, échauffée par les rayons du soleil, il faut ajouter la facilité, si cela est nécessaire, de prendre des bains de mer chauds ou tièdes dans l'établissement de M. Mesureur. L'autorité sage et prévoyante a pourvu d'ailleurs à toutes les mesures de sûreté que les bains pris à la mer pourraient exiger.

Maintenant, un mot sur l'ouvrage de Buchan et sur la seconde édition que je publie.

A l'époque où je fis la traduction de cet ouvrage, la médecine française n'avait aucun traité sur les bains de mer. Il avait paru seulement, quarante ans auparavant, un mémoire très-incomplet et manquant d'expérience sur ce sujet. Depuis, le docteur Morgué, dans son journal, le docteur Assegond, dans son *Manuel des Bains de mer*, et plusieurs médecins allemands, ont donné plus d'étendue à ce genre de travail mé-

dical. Je dois relever une erreur qui se trouve
dans l'introduction du *Manuel* de M. Assegond,
où il dit, sur des renseignemens faux et intéres-
sés qui lui ont été donnés à Dieppe : « Et Bou-
» logne, malgré l'incommodité de sa plage,
» etc..... »

Or, il est reconnu que la plage de Boulogne
est excellente pour les bains et bien au dessus de
celle de Dieppe, quant à la facilité et à l'agrément qu'elle offre aux baigneurs.

Il m'a paru que l'ouvrage de Buchan, en son
entier, augmenté des observations qu'une longue pratique m'a permis de faire ; était toujours
d'une très-grande utilité. Il manque maintenant dans le commerce de la librairie ; chaque
jour il est demandé de toutes parts, et c'est ce qui
m'a engagé à livrer à la publicité une seconde
édition de ma traduction.

Buchan a suivi dans son ouvrage une marche
tout-à-fait philosophique. C'est après avoir ras-
semblé un grand nombre d'observations, fait
une multitude d'expériences, suivi les malades
dans les lieux où l'on prend les bains de mer,
qu'il s'est prononcé. Aidé de toutes les connaissances d'une longue pratique, de tous les avantages d'un tact et d'un coup-d'œil sûrs, il a fait
un travail qu'on peut regarder comme complet.

J'y ai seulement ajouté quelques nouveaux exemples de l'efficacité d'un remède dont la nécessité ne saurait désormais être contestée.

Le travail du médecin anglais sur les bains chauds d'eau douce n'offre pas moins d'intérêt. Dans certaines maladies, ils conviennent parfaitement ; pris à une température modérée, ils ne sont jamais nuisibles, tandis que, dans certaines circonstances, les bains de mer froids pourraient être dangereux.

J'aurais pu faire une description architecturale de l'établissement de Boulogne, et des voitures élégantes qui transportent les baigneurs dans les flots ; mais cela m'a paru peu convenable dans un ouvrage de médecine.

Le but de toute mon existence a été de servir l'humanité, et si le traité que je publie de nouveau peut fournir au talent des praticiens éclairés les moyens de calmer les douleurs de leurs malades, d'opérer quelques guérisons, je serai trop payé de mes soins.

PRÉFACE

DE L'AUTEUR.

————

Dans l'état social, lorsqu'on est à l'abri de toute espèce de crainte sur les moyens de se procurer sa subsistance, que l'esprit n'est point occupé à pourvoir à des besoins réels, on se crée des besoins imaginaires, et l'idée qu'on a d'être malade, est l'idée généralement prédominante. On peut regarder comme un raffinement du luxe de ce siècle, l'attention inquiète qu'on porte à son bien-être personnel. La recherche de la santé, dont l'importance est si universellement reconnue, sert d'excuse aux riches pour la fréquence de leurs voyages, qui n'ont réellement d'autre motif que l'espoir de trouver, dans quelque nouvelle situation, des objets propres à exciter leur attention et à remplir le vide de l'ame, qui est la maladie principale des personnes oisives : car, telle est la condition présente de l'homme, que celui qui n'est pas obligé de travailler pour gagner sa vie, est obligé de le faire pour pouvoir en jouir.

Cette tendance qu'on a à imiter les personnes d'un rang au dessus du sien, qui influence la conduite

d'une si grande partie du genre humain, a répandu
généralement, parmi les habitans de l'Angleterre, la
mode de se retirer pendant quelque tems à la campagne, le long des côtes, tant pour changer que
pour suspendre leurs habitudes ordinaires; et quoique ce goût de la dissipation, suite inévitable du
rassemblement d'un grand nombre de personnes oisives, qui, sous le prétexte d'améliorer leur santé,
fréquentent les endroits où l'on prend les bains, pa-
raisse, aux yeux de la classe industrieuse, en plusieurs circonstances, n'être qu'un prétexte pour se
livrer aux plaisirs, cependant cette émigration pério-
dique des habitans des grandes villes, et spécialement
de la métropole, dans les campagnes, présente quelques argumens en faveur de son utilité.

Il est reconnu que les émanations continuelles des
corps des animaux sont nuisibles à tous ceux de la
même espèce. Des hommes réunis en grand nombre,
et très-rapprochés, donnent naissance à des maladies
non-seulement fatales à eux-mêmes, mais contagieu-
ses et destructives pour les autres. Les personnes
versées dans la pratique de la médecine savent qu'un
long séjour dans un hôpital change l'habitude du
corps et l'expose à gagner certaines maladies. Une
résidence permanente dans une ville fort peuplée
produit les mêmes effets, quoiqu'à un moindre degré. La constitution de la plus grande partie des
habitans des villes peut être considérée comme faible, irritable, et très-susceptible d'être attaquée de
maladies. La respiration d'un air pur à la campagne,

ést peut-être le seul moyen de prévenir cette dispo‑
sition malfaisante.

Un changement momentané de situation est aussi
très-utile, en interrompant le cours ordinaire des
pensées, dans lesquelles l'esprit, constamment tendu
vers le même objet, et accoutumé à une routine
monotone, peut s'affaiblir, devenir la source de
maux d'estomac et donner lieu à un état de langueur.
Les amusemens qu'on rencontre dans les endroits où
l'on se rend pour prendre les bains, et auxquels les
personnes de toute classe sont imperceptiblement
engagées à participer, contribuent puissamment aux
mêmes effets salutaires. Un convalescent se trouvera
mieux en résidant dans un endroit où il aura quel‑
quefois l'occasion de se livrer à quelques amusemens
innocens, que dans un autre, où il serait reclus et
abandonné à ses rêveries mélancoliques; en suppo‑
sant même que la pureté de l'air et les autres avan‑
tages naturels soient les mêmes.

L'absence de chez soi peut aussi quelquefois faire
profiter des avis de Sénèque : *Observandi se protinùs*,
en passant en revue sa propre conduite, et en corri‑
geant les mauvaises habitudes qui, étant pour ainsi
dire mêlées avec sa manière habituelle de vivre, ne
s'aperçoivent point, et dont on ne se corrige consé‑
quemment pas. L'usage de se lever et de se coucher
de bonne heure, qu'on contracte à la campagne,
produit aussi des effets très-salutaires.

La mode maintenant, parmi les personnes mala‑
des, ou celles qui croient l'être, est de se rendre sur

les côtes de la mer. Il n'existe effectivement pas de situation plus avantageuse pour procurer le bien-être des personnes qui sont réellement ou croient être valétudinaires. L'aspect du grand Océan, toujours varié dans son ensemble, élève et récrée l'âme; tandis que la fraîcheur vivifiante de l'air de la mer, qui se joue le long des côtes, dissipe cette langueur de l'esprit et cette lassitude des membres, qui ne sont que trop fréquentes chez les personnes qui sont obligées de passer les plus grandes chaleurs de l'été dans les villes très-peuplées, où l'action des rayons solaires est considérablement augmentée par la réflexion des murs et des pavés brûlans. Les avantages que le citadin retire de son séjour sur les côtes, peuvent être regardés comme analogues à ceux qu'on éprouve à son retour dans son pays natal, après avoir résidé long-tems sous la zone torride.

On trouve quelques observations intéressantes sur les effets salutaires des bains de mer et de l'air de la mer, répandues çà et là dans les ouvrages de médecine; et leur utilité dans quelques maladies a été démontrée dans des traités particuliers. Mais quoiqu'on soit porté à croire que leur usage, devenu si général, ait dû exciter l'attention, et qu'à une époque où toutes les eaux des sources qui contiennent quelques vertus salutaires, ou réputées telles, ont été l'objet de traités particuliers, contenant leur analyse et la description de leurs effets, je ne connais cependant aucun traité *ex professo* où l'on décrive d'une manière satisfaisante les effets des bains de mer, ou qui donne

des conseils sur la conduite générale que doivent tenir
les personnes qui vont sur les côtes prendre ces
bains pour raison de santé.

S'imaginer qu'on puisse sans distinction se plonger
dans la mer avec avantage, et même impunément,
pour le plus léger dérangement de santé, serait une
opinion qui mettrait les bains de mer en parallèle
avec les remèdes qu'on dit posséder la vertu de guérir
toutes sortes de maux. Car, quoique les charlatans
cherchent à persuader aux personnes crédules que
l'usage de leurs spécifiques rendra infailliblement la
santé, quelle que soit la cause qui ait pu la déranger,
et que leur manière d'opérer est tout-à-fait innocente,
il n'y a pas en médecine d'axiome plus vrai, que tous
les remèdes qui peuvent faire beaucoup de bien,
peuvent aussi faire beaucoup de mal. C'est pourquoi
on ne peut presque pas révoquer en doute qu'un
moyen d'améliorer sa santé, aussi généralement employé maintenant que le sont les bains de mer, doit
fréquemment l'être mal à propos. Quelques avis clairs
et méthodiques, pour diriger la conduite des personnes qui font usage du bain, ne seront pas, je l'es-
père, regardés comme une augmentation superflue à
la masse actuelle des ouvrages qui ont pour objet la
conservation de la santé de l'homme.

On prend les bains de mer, soit pour fortifier sa
santé, soit pour guérir certaines maladies. En traitant
des bains, j'ai essayé de suivre les deux points de vue
sous lesquels on peut les considérer. J'indique aux
personnes qui se baignent pour leur plaisir, la con-

duite qu'elles doivent tenir pour éviter les accidens qui ne manqueraient pas d'arriver si elles se plongeaient à toute heure et sans précautions dans l'eau. Je n'ai, je crois, oublié aucun des cas dans lesquels l'usage interne ou externe de l'eau de mer a été reconnu, d'après l'expérience, comme remède utile. J'ai aussi essayé d'indiquer les maladies dans lesquelles il a été reconnu que les bains de mer sont nuisibles. Le nombre des observations sera cependant borné aux limites que doit avoir tout ouvrage de médecine destiné à l'usage du public : on trouvera qu'elles sont plutôt trop concises que trop longues; que j'insiste plus sur les précautions à prendre contre l'usage imprudent des bains froids, que je n'engage à en adopter la pratique dans les cas douteux. Parmi les personnes qui se rendent sur les côtes, l'usage ne prévaut que trop de se jeter indistinctement dans l'eau, et il me paraît qu'on doit faire son possible pour arrêter cet abus.

On doit naturellement présumer que les meilleurs avis, sur les propriétés des bains, doivent s'obtenir, quand on en a besoin, des médecins praticiens qui résident dans les places où l'on se rend pour les prendre. Mais les personnes qui y vont pour quelque maladie légère qu'elles ont l'espoir de guérir par l'usage du bain, ou par le changement d'air, ne considèrent pas toujours qu'il leur est nécessaire d'en référer à l'opinion des médecins; et quand elles pensent que des avis sur la propriété des bains, leur fréquence ou le tems où l'on doit les prendre, leur sont nécessaires, j'ai généralement observé que les hommes qui conduisent les baignoires sont les oracles auxquels elles s'adressent. Je pourrais dire avec Horace:

. . . . . Male verùm examinat omnis
Corruptus judex.
Satyra II, lib. 2.

Il serait en effet difficile de supposer qu'une personne dont le revenu tient au nombre de ses pratiques, eût la franchise de dire à quelques-unes qu'elles n'ont pas besoin de ses services. Dans le cas où il pourrait exister des doutes sérieux sur l'utilité des bains, le médecin qui habite l'endroit où on les prend est, sans contredit, la seule personne qui doive les résoudre.

Quoique je n'aie jamais résidé long-tems de suite sur les côtes, on ne peut cependant pas considérer cet ouvrage comme le résultat d'une simple théorie, ou d'observations faites au hasard. C'est le résultat d'observations faites pendant l'espace de seize ans, que je me suis transporté, chaque année, dans les endroits où il se rend ordinairement beaucoup de monde pour prendre les bains de mer : je n'ai, pendant tout ce tems, négligé aucune occasion d'acquérir des connaissances de ceux qui étaient à même de me les procurer, d'après leur propre expérience ; et j'ai essayé d'y ajouter tous les faits que j'ai pu recueillir dans les auteurs qui ont écrit sur cette matière.

Je n'ai point fait ces voyages comme médecin, mais comme un valétudinaire qui cherche à se relever de la langueur et de la débilité qui sont la suite d'un séjour continuel dans une grande ville, où j'étais très-occupé de l'exercice d'une profession dans laquelle on éprouve sans cesse des inquiétudes.

Comme les valétudinaires sont toujours disposés à parler de leur maladie, je me suis introduit dans toutes leurs sociétés, et j'y ai recueilli plusieurs observations intéressantes sur les bons et les mauvais effets des bains de mer, que je n'aurais pu me procurer par le seul exercice de ma profession.

Je ne nierai cependant pas ici que les convalescences réitérées que j'ai éprouvées, m'ont engagé à faire le voyage des côtes pour plusieurs indispositions anomales auxquelles les habitans des villes très-peuplées sont exposés. Si on trouve que mon opinion a été influencée par des préjugés, je crois devoir mériter de l'indulgence; car c'est souvent le cas, chez un médecin, de chercher à introduire l'usage d'un remède dont il a éprouvé lui-même l'efficacité.

De toutes les côtes où l'on se rend pour prendre les bains de mer, je n'en ai vu aucune qui réunisse autant d'avantages, sous le rapport de la commodité et de la salubrité, que l'île de Thanet. Le terrain élevé de cette presqu'île est formé d'un lit de craie. Il s'avance dans l'Océan germanique, au dessus du niveau duquel il est considérablement élevé, et forme la pointe la plus à l'est de toute l'Angleterre. Plus des deux tiers de la circonférence de l'île de Thanet sont baignés par la mer, de manière que le vent s'y faisant sentir sur presque tous les points, peut être, à juste titre, regardé comme un air marin. L'air de cette péninsule se trouve, en grande partie, purifié par la puissance absorbante des immenses lits de matière calcaire qui la composent, de ces vapeurs qui, dans tous les pays, se répandent quelquefois dans l'atmosphère et la vicient; et l'air y est, en général, imprégné des parfums agréables des diverses plantes aromatiques auxquelles la légèreté du sol permet de croître partout. On ne voit nulle part d'eaux stagnantes, et les eaux de pluie y sont si promptement absorbées, que les valétudinaires les plus délicats y sont rarement privés du plaisir de la promenade, même après les pluies les plus fortes.

Le manque total d'arbres, car il est rare qu'ils prospèrent le long des côtes, rend la chaleur presque insupportable pendant les mois d'été. La situation nord d'une grande partie des côtes de l'île de Thanet, fait qu'une grande partie du *strand* est ombragée pendant la partie du jour où les rayons du soleil ont le plus de force. C'est là que les valétudinaires auxquels la respiration d'un air imprégné des vapeurs qui s'élèvent de la mer a été jugée nécessaire, trouveront une promenade salutaire. Les personnes même les plus délicates n'ont rien à craindre de l'effet de leurs promenades sur le bord de la mer, quoiqu'elles soient exposées à avoir les pieds mouillés; car il est prouvé que lorsque les pieds sont mouillés d'eau salée, il n'y a aucun danger qu'il s'ensuive une affection catarrhale, comme cela serait à craindre s'ils étaient mouillés d'eau douce. Les vents du sud-ouest qui règnent pendant la majeure partie de l'automne, agitent la mer, et empêchent souvent de se baigner sur plusieurs parties des côtes d'Angleterre ; mais ils ne produisent point d'effet semblable dans cette île, puisqu'ils viennent de terre. La facilité de se baigner à toute heure du jour, et presque à toutes les périodes de la marée, doit entrer pour beaucoup dans le choix que doivent faire les personnes qui se rendent sur les côtes pour y prendre les bains d'eau de mer, d'un endroit pour se baigner.

L'usage des bains chauds, comme moyen conservateur de la santé, qui était tombé en oubli, se rétablit fort heureusement dans ce pays. J'ai entrepris de démontrer les cas qui exigent l'usage de cette pratique, aussi agréable que salutaire, qu'on employait autrefois pour se délasser et recouvrer ses forces. Les préjugés contre les bains chauds paraissent, en grande partie, avoir pris naissance dans l'application, à certains états du corps vivant, d'expressions qui ne conviennent qu'aux matières mortes. Les termes familiers de toniques, de relâchans, dont on qualifie les effets des bains chauds sur les corps animés, n'ont véritablement aucune signification. J'avoue que je suis redevable de ces idées au docteur Darwin *, dans les ouvrages ingénieux duquel j'ai souvent puisé, ainsi que dans l'excellent traité du docteur Currie **, sur

* *Zoonomia; or the Laws of organic life.* In-8°. London 1801.

** *Medical reports on thé effects of water*, by James Currie. M. D. F. R. S.

l'usage externe de l'eau. Ce petit ouvrage, dont j'ai tant différé la publication, afin de le soigner davantage et de le rendre plus digne de l'attention du public, et que mes occupations m'ont empêché de revoir plus tôt, tend à répandre, parmi les personnes qui ne voudraient pas lire un ouvrage purement médical, les opinions philosophiques de ces médecins vraiment éclairés sur l'objet important de la santé et de la vie.

AVIS

SUR LA DEUXIÈME ÉDITION ANGLAISE.

———

En publiant cette nouvelle édition, le but de l'auteur est de faire connaître aux personnes dont la santé a souffert des altérations, et qui se rendent sur les côtes afin de les faire cesser, les maladies dans lesquelles on peut retirer des avantages de l'usage des bains de mer. Jusqu'à ce jour les indications n'ont pas été très-précises, et l'on n'a pas surtout établi les circonstances qui pourraient rendre les bains de mer nuisibles à la santé. L'auteur se flatte d'avoir rempli ce but, et ce qui le porte à le penser, c'est la manière franche et désintéressée avec laquelle on a accueilli et répété ses observations dans les instructions qui ont été publiées sur les bains de mer.

Une nouvelle édition de cet ouvrage était généralement désirée ; l'auteur a fait tous ses efforts pour l'enrichir d'une foule d'observations pratiques qu'il a été à même de faire depuis qu'il a publié son ouvrage. Ses soins ont eu surtout pour objet de déterminer les cas de scrophules, dans lesquels les bains de mer sont réellement avantageux, et jusqu'à quel point on peut compter sur leurs effets, en les considérant comme l'un des remèdes les plus efficaces pour les combattre.

———

OBSERVATIONS

PRATIQUES

SUR LES BAINS D'EAU DE MER

ET

SUR LES BAINS CHAUDS.

~~~~~~

CHAPITRE PREMIER.

OBSERVATIONS GÉNÉRALES SUR LES BAINS FROIDS.

———

Les annales les plus anciennes de la médecine
font mention de l'emploi des bains froids comme
moyen propre à rétablir la santé, lorsqu'elle est
dérangée.

Melampus, médecin grec, qui vivait 170 ans
avant l'expédition des Argonautes, guérit les
filles de Pretus, roi d'Argos, d'une maladie qui
avait résisté à tous les autres modes de traitement, par l'usage intérieur du carbonate de fer
et des bains froids d'eau de fontaine.

Soit qu'on ait douté de la guérison obtenue par le médecin grec, ou que les bains n'aient pas été suivis de succès, leur usage, comme moyen propre à conserver et à fortifier la santé, ou à la rétablir lorsqu'elle est dérangée, a été, comme tous les remèdes actifs, soumis au caprice de l'opinion publique.

L'histoire nous apprend qu'Auguste, ayant obtenu la guérison d'une affection catarrhale invétérée par l'usage des bains froids, tous les sénateurs se disputèrent à l'envi à qui resterait le plus long tems dans la *psirosolia* *, où on les voyait tremblans de froid, pour faire leur cour à l'empereur. Lorsque Marcellus, son neveu, succomba à l'usage imprudent de ce remède, ces sortes de bains tombèrent en discrédit, et les voluptueux Romains, sous le règne des successeurs d'Auguste, portèrent l'abus des bains de vapeurs et des bains chauds au plus haut degré, et en firent l'objet du luxe le plus effréné.

Galien traite de pratique inhumaine et digne des peuples barbares, l'usage de baigner les petits enfans dans l'eau froide ** ; tandis que d'au-

---

* Espèce de baignoire en usage chez les Romains.

** Galien ne blâme pas d'une manière aussi exclusive que semble l'indiquer Buchan l'usage des bains froids chez les enfans ; il conseille seulement l'usage des bains frais, pris à la température des appartemens dans lesquels ils sont élevés ; il permet même de les

tres auteurs, et même des nations entières, considèrent l'usage des bains froids, chez les enfans
les plus jeunes, comme l'un des meilleurs moyens
de conserver et de fortifier leur santé.

Vers le milieu du siècle dernier, sir John Flo-
wer Fuller, et autres médecins, mirent les bains
froids en grande réputation et en répandirent
l'usage.

De nos jours, les bains de mer ont remplacé
généralement les bains de rivière. Je ferai tous
mes efforts pour apprécier, dans cet ouvrage,
les effets généraux produits sur le corps vivant
par son immersion dans l'eau à un degré de température beaucoup au dessous de la chaleur du
sang, et je tâcherai de déterminer les conditions
de la santé et les particularités de la constitution
où les bains froids peuvent être utiles ou nuisibles.

baigner dans les étangs et les rivières pendant les chaleurs de l'été;
mais il blâme l'usage qu'avaient les Germains de plonger leurs
enfans nouveau-nés, au milieu de l'hiver, dans les fleuves glacés,
en supposant mal à propos que cela éprouverait leur vigueur, et
les accoutumerait, dès les premiers jours de leur existence, au
froid rigoureux du climat qu'ils devaient constamment habiter.
(*Galenus, de tuenda sanitate*, lib. 1, t. 1, *édit. Basili*, 1549.)

Dès les tems qu'on appelle héroïques, et peut-être dès l'origine
du monde, cette pratique a été celle de tous les peuples agrestes
qui, éloignés des douceurs d'une vie tranquille, livrés aux durs
exercices de la chasse et de la guerre, n'estimaient que la force
du corps et la vigueur du tempérament. (*Note du traducteur.*)

L'automne est la saison de l'année que l'on choisit généralement, en Angleterre, comme la plus convenable pour prendre des bains de mer *. Il est connu que la terre peut recevoir un plus grand degré de chaleur et la conserver plus long-tems que l'eau ; et la terre, pendant un long espace de tems après le solstice, continue de céder aux eaux de l'Océan contiguës aux rivages, une portion de la chaleur qui s'y est accumulée sous l'influence du soleil d'été. C'est par cette raison que l'on trouve la mer plus chaude quelques semaines après le milieu de l'été, qu'on ne la trouve à une égale distance de tems avant cette période de l'année. La chaleur de l'atmosphère est en même tems diminuée par les vents d'ouest qui règnent généralement, et qui sont refroidis en traversant une grande étendue de l'Océan. On trouvera rarement, pendant le mois d'août, la température de la mer au dessous de 60° du thermomètre de Fahreinheit (14 de Réaumur); tandis que M. Kirwan a reconnu que celle de l'atmosphère s'élèvera, terme moyen, un peu au dessus de 65° de F. (15 R.). La chaleur du

---

* On peut commencer à prendre les bains de mer, lorsqu'on en fait usage pour combattre certaines maladies ou pour fortifier sa santé, dès le 20 juin, et les continuer jusqu'à la fin de septembre et même jusqu'à la mi-octobre, lorsque la saison est favorable.

(Note du traducteur.)

fluide dans lequel nous nous baignons n'étant
que de peu de degrés inférieure à celle du milieu
dans lequel nous sommes accoutumés à vivre,
la mer, à cette époque de l'année, peut être
plutôt considérée comme un bain tempéré que
comme un bain froid.

Quoique l'homme, et en général les premières
classes des êtres animés, aient la faculté de
maintenir en eux un degré de chaleur supérieur
à celui du milieu dans lequel ils existent, ils
sont cependant susceptibles d'être affectés par la
température de l'air ambiant, et par les différentes substances avec lesquelles ils sont occasio-
nellement en contact. Les effets de ces impressions externes constituent les sensations du froid
et du chaud, que l'on conçoit bien en général,
quoiqu'on ne puisse pas aisément les définir.

Si nous prenons la chaleur du corps humain à
98° F. (31 R.), terme auquel on la porte, et que
nous supposions le milieu qui l'entoure à la
même température qu'il se trouve lui-même, le
contact de toute substance dont la température
est au dessus de 98° F. (31 R.) produira une
sensation de chaleur, tandis que tout ce qui est
d'une température inférieure occasionera la sensation du froid. Nos sensations présentes sont
presque à chaque instant influencées par les im-

pressions précédentes. Par exemple, après avoir
tenu pendant quelque tems une main dans l'eau
froide, si les deux mains sont plongées dans ce
fluide, à sa température ordinaire, l'eau paraî-
tra plus froide à la main qui a été préalablement
échauffée qu'à l'autre. On est en général très-
sensible au froid dans la soirée d'une journée
très-chaude, quoique l'air, dans le fait, continue d'être plus chaud qu'il ne l'est habituellement. Sous le climat de la Grande-Bretagne,
nos corps sont continuellement entourés d'une
atmosphère dont la température est bien inférieure à la leur, qui soutire continuellement
une partie de la chaleur fournie par le principe
vital. C'est cette soustraction de chaleur que
nous cherchons à diminuer par l'usage des vêtemens, qui consistent en général en des tissus
poreux qui, en empêchant l'accès de portions
nouvelles d'un air plus froid, nous tiennent
constamment entourés d'une atmosphère d'une
température presque égale à celle de notre propre corps.

Les diverses substances nous font éprouver
des sensations bien différentes, selon la facilité
avec laquelle elles transmettent ou conduisent
la chaleur; ce que l'on a trouvé être généralement proportionné à leurs densités respectives. A

température égale, une pièce de métal est plus froide au toucher qu'une pièce de bois : l'eau et l'air nous feront éprouver les mêmes différences.

L'espèce de révolution qu'on éprouve lorsqu'on se plonge dans la mer, ne doit pas être entièrement attribuée à un changement de température d'environ 3o° de F. (14 R.), qui est la différence moyenne entre la chaleur du corps et celle de la mer ; mais l'on doit encore l'attribuer à la rapidité avec laquelle la chaleur est soutirée du corps lorsqu'on se plonge dans un milieu aussi dense que l'eau : soustraction qui se fait avec une bien plus grande vitesse que si l'on exposait simplement le corps à l'air commun. Ainsi, en me conformant à l'expression la plus généralement reçue, je continuerai de regarder les bains d'eau de mer comme des bains froids.

L'immersion dans l'eau de mer détermine diverses impressions qui sont plutôt pénibles qu'agréables, et dont l'ensemble est ordinairement désigné sous le nom de *choc*.

Lorsque cette secousse violente est assez affaiblie pour qu'on puisse analyser ces sensations, on observe, outre un sentiment général de froid, un certain degré de pesanteur et de resserrement de la poitrine, accompagné de soupirs, d'une respiration convulsive et de palpitations consi-

dérables du cœur. Après être resté quelque tems
plongé dans l'eau jusqu'au cou, ces phènomènes
diminuent progressivement ; mais si la partie du
corps, jusqu'à la région épigastrique, est hors
de l'eau, la respiration convulsive dure plus
long-tems. La durée de ces symptômes dépend,
en général, beaucoup de la susceptibilité indi-
viduelle et de l'habitude qu'on a d'user des bains
froids. Chez les personnes d'une constitution délicate et irritable, ces impressions désagréables
continuent bien plus long-tems que chez celles
d'une constitution forte et robuste. Dans tous les
cas, ces sensations sont graduellement diminuées par l'habitude, jusqu'à ce qu'à la fin,
comme on l'observe chez les guides, dans les
endroits où l'on prend les bains, l'immersion
dans l'eau, en y restant même plusieurs heures
de suite, cesse de produire aucun changement
dans les fonctions vitales *.

Lorsque la personne qui se baigne reste dans
un état de repos, la température de la mer étant
de 58 à 60° de F. (12 à 13 de R.), la sensation
du froid diminue par degrés, et le corps semble
reprendre sa chaleur ordinaire. Ce retour des

* On voit tous les ans des guides-baigneuses enceintes, ou nourrices, rester sept à huit heures chaque jour dans la mer, sans que
leur santé en soit nullement altérée. (*Note du traducteur.*)

sensations naturelles dépend de la réaction du
système ; c'est un effort que fait le principe vital
pour résister à une plus grande soustraction de
chaleur ; car il est à peine nécessaire d'observer
qu'une masse de matière inanimée, d'un égal
volume, se refroidirait graduellement, jusqu'à
ce qu'elle fût à la même température que le milieu qui l'entoure. Mais si elle reste long-tems
dans la mer, le froid se fait sentir de nouveau,
surtout aux extrémités, qui se rident et deviennent pâles. Les bagues s'échappent des doigts,
toute la peau se contracte, et trouvant, dans les
petites bules qu'on voit à la naissance des poils,
une résistance partielle, elle prend cette apparence rugueuse et mamelonée qui lui a fait donner le nom de *peau ansérine*. Si l'on explore
alors la température du corps à l'aide d'un thermomètre placé sous la langue, on peut se convaincre qu'elle va graduellement en décroissant,
quoique d'un manière inégale, à cause du déga-
gement de calorique produit par l'expiration. Si
l'on reste encore plus long-tems immergé, l'énergie vitale se trouvera à la fin épuisée par les efforts
qu'elle aura faits pour maintenir la température
naturelle du corps, et la mort s'ensuivra, à une
période que l'expérience n'a point encore déterminée, mais probablemement avec un degré de

vitesse proportionné au froid du fluide qui entoure le corps.

La respiration convulsive qu'on éprouve en se
plongeant dans un bain froid, est attribuée ordinairement à l'augmentation de pression sur la
surface extérieure du corps, qu'on suppose empêcher la libre dilatation de la poitrine. L'observation prouve que cet effet n'a point de rapport
à la pesanteur de l'eau comme fluide plus dense
que l'air, puisqu'un semblable effet ne se manifeste point lorsqu'on entre dans un bain dont la
température est égale ou supérieure à celle du
corps humain, comme à Bath, par exemple;
tandis qu'au contraire, si l'on verse de l'eau
froide sur la tête, ou que l'on prenne des douches, on éprouve le même effet que si l'on se
plongeait dans la mer.

De là l'action sympathique établie entre les
vaisseaux des poumons et ceux de la peau, de
manière que, lorsque la chaleur de la surface du
corps est considérablement diminuée, les premiers participent à la torpeur momentanée qui
saisit les seconds. La circulation du sang à travers ces vaisseaux se fait avec difficulté; et les
efforts de la respiration volontaire sont employés
à vaincre ces obstacles à la libre circulation du
sang.

La respiration involontaire se fait principalement par l'action du diaphragme, large
muscle membraneux situé à la partie inférieure
du thorax, qui sépare la cavité de la poitrine
de l'abdomen. Par un effort volontaire nous
essayons, au moyen de ce muscle, d'augmenter
la capacité de la poitrine; après quoi il se contracte de nouveau avec violence : de là la respiration irrégulière et involontaire lorsqu'on entre
dans un bain froid. La contraction et le relâchement naturel et alternatif de ce muscle paraissent être troublés, et ses mouvemens devenir
convulsifs; ce qui est dû au milieu froid qui est
en contact avec la circonférence du thorax où il
a son insertion; la respiration convulsive devient plus violente lorsque la surface de l'eau
est presque au niveau du creux de l'estomac : si
le corps est plongé dans l'eau jusqu'à la hauteur
du menton, cette affection éprouvera bientôt
une grande diminution; et après que l'agitation
causée par la première immersion sera entièrement dissipée, l'action de la respiration sous
l'eau deviendra nécessairement plus lente.

Nous ne devons compter les effets des bains
d'eau de mer sur la constitution, qu'autant,
comme nous venons de le prouver, qu'ils sont
liés avec l'état d'inactivité de la circulation du

3

sang dans les poumons. Ceci réfute l'opinion vulgaire, que les bains froids sont dangereux dans
tous les cas de crachement de sang. Ce préjugé
provient de quelque idée vague que le froid,
appliqué à la surface du corps, refoule le sang à
l'intérieur. La médecine ne possède peut-être
pas de remède plus efficace contre les hémorra-
gies internes, que l'immersion des extrémités,
et quelquefois de tout le corps dans l'eau froide.

Lorsqu'on a fait pendant quelque tems usage
des bains froids, la connexion intime qui existe
entre la température de la surface du corps et
l'action des organes de la respiration diminue
graduellement; on s'y accoutume, et à la fin
l'usage des bains interrompt à peine le mode
habituel de la respiration.

Pendant l'immersion dans le bain froid, le
pouls éprouve différens changemens, selon les
individus. Chez tous ceux qui m'ont fourni l'occasion de faire des observations, il était d'abord
accéléré. Dans les expériences qu'a faites le docteur Currie *, il a trouvé que le nombre des pulsations, chez les personnes soumises à ses observations, diminuait irrégulièrement de dix à
quinze pulsations par minute; que le pouls était

* *Medical reports on the effects of water*, by James Currie.
M. D. F. R. S.

en même tems élevé, régulier et petit. D'au‑
tres * observateurs ont trouvé que le pouls était
considérablement accéléré dans le bain froid.

Dans l'été de 1800, je fis plusieurs expé‑
riences sur moi-même, qui coïncident parfaite‑
ment avec la dernière observation. Le matin,
avant de me baigner, mon pouls battait, terme
moyen, soixante-douze fois par minute. Pen‑
dant que j'étais dans l'eau, je ne pouvais sentir
les battemens de l'artère au poignet ; mais les
pulsations du cœur, comme je m'en assurai à
l'aide d'une montre à secondes, s'élevaient à
plus de cent par minute, et même à cent vingt ;
et après être resté dans un bain à 60° F. (14 R.)
de température pendant plus d'une heure, la
vitesse du pouls ne diminuait point, quoiqu'à la
fin, lorsque je commençais à sentir le froid, les
pulsations du cœur devinssent plus faibles.

Dans d'autres personnes chez lesquelles j'ai
eu l'occasion de faire de semblables observa‑
tions, le pouls devint évidemment plus lent
après qu'elles eurent resté un semblable espace
de tems dans l'eau. Ces variations dépendent
probablement de la vigueur relative des diffé‑
rentes constitutions. Dans les constitutions irri‑

* Sam. Byam-Athill, *de Usu aquæ frigidæ externo.* Edim,
1778.

tables, le cœur s'efforce, par la fréquence de ses
contractions, de chasser le sang dans les vaisseaux de la surface resserrés par le froid ; tandis
que cette résistance, dans les constitutions plus
robustes, rend les mouvemens des organes cir-
culatoires plus forts et plus réguliers. Une heure
après le bain, on trouve que le pouls a repris sa
vitesse ordinaire. J'ai quelquefois observé que
les battemens étaient plus lents que dans l'état
de santé, jusqu'à ce qu'on eût introduit quelque chose de chaud dans l'estomac. Si quelque
légère irrégularité a accéléré la circulation, le
bain lui rend ordinairement son mouvement
habituel.

Lorsqu'on est exposé à l'air en sortant du bain,
la sensation du froid paraît augmenter pendant
quelque tems, et est ordinairement accompagnée
de frisson. J'ai plusieurs fois, dans ce cas, introduit un thermomètre sous la langue, et j'ai pensé
qu'il descendait plus que lorsque le corps était
plongé dans l'eau. Etant presque toujours le sujet de mes propres expériences, j'ai trouvé difficile, pendant cet état d'agitation, d'observer
avec quelque degré de soin ; et après quelques
tentatives, l'instrument fut brisé par le claque-
ment involontaire de mes dents. Ce décroissement ultérieur de la chaleur est très-probable-

ment dû à l'évaporation de l'eau qui adhère à la surface du corps. Il est bien prouvé que lorsque tout solide passe à l'état fluide, ou tout fluide à l'état de vapeurs, il y a absorption ou disparition d'une certaine quantité de chaleur. L'eau ne peut par aucun moyen s'échauffer, dans un vaisseau ouvert, au dessus du degré de l'eau bouillante, 212° F. (80 R.), parce que la chaleur surabondante est employée à convertir l'eau en vapeurs. Dans le cas présent, la chaleur nécessaire pour vaporiser l'eau est tirée du corps vivant. Si la surface du corps est exposée nue à un courant d'air qui rende l'évaporation plus rapide, la sensation du froid est encore augmentée. De là ceux qui, en sortant du bain, s'habillent en plein air, pensent souvent que l'air est plus froid que l'eau, quoique dans le fait cela ne soit pas.

Le frisson, qui est une espèce de petite convulsion, doit être attribué à la torpeur et à la débilité momentanée produite par le froid. Les personnes faibles sont plus sujettes aux mouvemens convulsifs; et nous trouvons que la débilité qui précède une attaque de fièvre est accompagnée de frissons, et que leur durée est proportionnée à la vigueur du sujet; car, comme on l'a déjà observé, les êtres animés ont la faculté de se maintenir à une égale température, à pro-

portion de la plus grande complication et per-
fection de leur organisation. Il n'existe peut-être
pas de meilleure preuve d'une constitution vigoureuse, que le pouvoir de résister jusqu'à un
certain degré aux impressions extérieures du
froid et du chaud.

Après être sorti du bain et avoir passé ses habits, on éprouve une chaleur brûlante qui se
répand sur toute la surface du corps. Cette chaleur, qui a été avec raison considérée comme
une preuve de l'utilité des bains froids, est relative aux tempéramens des différens individus.

Cette sensation d'augmentation de chaleur
(car la chaleur du corps n'est point réellement
augmentée) doit être rapportée aux lois générales de la vie animale : l'influence de toute impression extérieure sur les corps vivans étant
suspendue pendant quelque tems, doit agir avec
une plus grande énergie lorsque son action est
renouvelée. Lorsqu'on entre dans une maison,
après avoir manié de la neige ou s'être exposé à
un air très-froid, les mains et la face s'échauf-
fent considérablement; elles paraissent aussi s'é-
chauffer, si on les trempe dans de l'eau dont la
température est un peu au dessus du degré de
congélation. Lorsqu'on marche ou qu'on va à
cheval, la face tournée en sens contraire d'un

vent piquant de nord-est , et qu'on se retourne
du côté opposé , elle devient immédiatement plus
chaude ; ce qui est dû à la cessation subite de
l'impression qu'elle vient de recevoir. La lumière
du jour paraît plus brillante qu'à l'ordinaire ,
lorsqu'on est resté pendant quelque tems dans
une chambre obscure. Qu'une personne qui a été
privée pendant long-tems de nourriture avale
une tasse de bouillon chaud , il produira des effets semblables à l'ivresse. Ce principe peut être
appuyé par une variété d'exemples ; mais je n'en
citerai qu'un seul, qui est très-concluant. Lorsqu'en hiver on est exposé en plein air, les mains
sont froides et engourdies , malgré les gants qui
les abritent. Si l'on en ôte un , qu'on expose la
main pendant quelques minutes à l'air froid , et
qu'on remette le gant , cette main est bientôt
brûlante , et on sent qu'elle devient beaucoup
plus chaude que l'autre. A la première vue , cet
effet surprendra toujours les personnes qui ne
connaissent pas la cause qui le produit.

Le corps humain est continuellement influencé
par l'air atmosphérique, milieu dans lequel tout
existe. Sa température varie dans les différentes
saisons de l'année ; et lorsqu'il est au dessus de
60° F. (13 de R.), degré auquel nous ne sommes
pas accoutumés , excepté dans les grandes cha-

leurs de l'été, il agit comme un stimulant général sur la fibre vivante, augmente la transpiration, et accélère l'action des différens organes qui remplissent les fonctions de la vitalité. Cette augmentation d'action est suivie de faiblesse, ou, ce qui est la même chose, de lassitude. L'expression proverbiale d'être épuisé par la chaleur, est philosophiquement très-juste. En entrant dans un bain froid, ce *stimulus* est momentanément suspendu; l'action trop rapide des puissances vitales est diminuée; et en retournant au milieu de l'air avec lequel nous sommes habituellement en contact, l'énergie de toutes les puissances vitales augmentée produit une forte chaleur sur toute la surface du corps; on ne se sent plus fatigué; et tout le système, pour nous servir d'une expression vulgaire, semble être renforcé.

Si, en sortant du bain, on ne ressent point un sentiment de chaleur à la surface de la peau, on ne doit point en continuer l'usage. L'absence de cette sensation est une preuve que l'eau était trop froide, ou que l'immersion a été trop long-tems continuée relativement à la vigueur de la constitution, et que les puissances qui chassent le sang n'ont point une énergie suffisante pour surmonter la torpeur momentanée des vaisseaux superficiels. La céphalalgie, les indigestions

et l'engourdissement des extrémités seront une
suite certaine de l'usage des bains, si les personnes chez lesquelles ce symptôme salutaire ne
se manifeste pas continuent à en faire usage ;
leur constitution étant trop faible, soit naturellement ou par suite de maladie, pour tirer avantage de ce remède. D'après cela, nous pouvons
expliquer comment le bain de mer est salutaire
à un grand nombre de personnes ; comment un
bain d'une température plus froide, pris dans
une eau de source, incommode ; enfin, comment
les bains d'eaux thermales de Buxton, dans le
Derbyshire, sont avantageux aux personnes délicates et aux convalescens faibles, qui ne pourraient pas supporter le trop grand froid des bains
pris à la mer.

On doit encore observer que l'augmentation
d'énergie des puissances vitales provenant de
l'absence momentanée d'un stimulant habituel,
tel que la chaleur, est suivie d'une vigueur permanente, bien différente de l'excitement momentané provenant de l'augmentation d'un stimulant tel que celui produit par les liqueurs
spiritueuses qu'on introduit dans l'estomac, qui,
quoiqu'elles semblent augmenter momentanément les forces, sont toujours suivies d'un état
de faiblesse proportionné à cette augmentation

apparente de forces; et si l'usage en est fréquemment répété, il causera la mort.

Après avoir ainsi essayé d'expliquer les conséquences immédiates de l'immersion dans l'eau
d'une température beaucoup moins élevée que
n'est celle du corps humain, je vais maintenant
m'occuper à décrire quelques-uns des effets plus
éloignés qu'on doit attendre de l'usage des bains
froids.

On dit que le rhume est une maladie particulière au climat de l'Angleterre; l'inconstance de
notre climat paraît confirmer cette observation.
Les affections catarrhales sont beaucoup plus
fréquentes dans les saisons de l'année où les variations de la température sont les plus mar-
quées. Les rhumes se contractent plutôt en automne et au printems qu'en hiver ou en été :
bref, leur *prédomination* paraît en rapport avec
les variations du thermomètre, comme les tables suivantes, tirées de l'ouvrage vraiment philosophique de M. Kirwan, le confirment.

Les variations les plus ordinaires de la température, pour chaque mois, dans l'espace de
vingt-quatre heures, sont : en

Janvier . . . . . 6°	Mai . . . . 14°	Septembre . . . . 18°
Février 8	Juin 12	Octobre 14
Mars 20	Juillet 10	Novembre 9
Avril 18	Août 15	Décembre 6

De là, observe-t-il, l'origine des rhumes au printems et en automne.

Pour éviter ces inconvéniens, il est important d'étendre autant que possible l'échelle dans laquelle le corps humain peut s'accommoder, sans en souffrir, aux variations du chaud et du froid. Plus la température qu'on s'accoutume à supporter impunément est basse, plus on est certain de conserver sa santé. A cet égard, les facultés du corps vivant sont fortement influencées par l'habitude. « L'habitude de l'uniformité, comme
» l'observe très-bien M. Hunter, dans l'appli-
» cation du chaud et du froid au corps animal,
» le rend très-sensible aux plus légères variations
» atmosphériques; tandis que, si l'on est habi-
» tué à ces variations, le corps devient pro-
» portionnellement beaucoup moins susceptible
» d'éprouver de semblables sensations. Ceci est
» prouvé tous les jours, dans les tems froids,
» par les personnes qui sont habituées à s'habil-
» ler chaudement. Pour peu qu'elles s'exposent
» à l'air froid, quoique l'effet produit sur la
» peau n'équivaille peut-être pas à la centième
» partie d'un degré, elles éprouvent de suite
» une sensation de froid, même à travers des
» habits très-épais : celles, au contraire, qui
» ont l'habitude de se couvrir peu, supportent

» des variations de quelques degrés sans y être
» sensibles. Les pieds et les mains nous en don-
» nent la preuve; ils excitent la sensation du
» froid lorsqu'on les applique sur quelque partie
» du corps, sans qu'auparavant l'on ait ressenti
» aucune impression de froid dans ces parties *. »
Il est d'observation que, dans les voyages au
Groenland, les maladies sont à peine connues
parmi les équipages; on dit même que les plaies
et les ulcères s'y guérissent presque spontanément. Les différens phénomènes qui se présentent dans le passage d'un climat froid à un climat
chaud, sont trop généralement connus pour qu'il
soit nécessaire que j'entre dans aucun détail.

Le raffinement qu'ont mis les modernes dans la
construction des maisons, en mettant de doubles
portes et de doubles fenêtres, exclut presque entièrement l'air extérieur; les tapis épais que nous
étendons sur les planchers de nos chambres, et
la chaleur qu'y donnent les étuves et les chemi-
nées étroites, sont directement en opposition à
la doctrine que je m'efforce de répandre. Mais
les maladies sont-elles moins fréquentes? les catarrhes et la consomption sont-ils moins funestes?
C'est en vain que les personnes délicates accu-

---

* *Observations on animals with, respect to the power of
producing heat*, by John Hunter.

mulent les moyens de défense contre les vicissitudes de la température extérieure ; les personnes qui ne marchent que sur des tapis, et qui
prennent les plus grandes précautions pour
se mettre à l'abri de l'air, sont beaucoup plus
exposées à être malades par l'impression du froid,
que le laborieux paysan ou le marin exposé tous
les jours à la fureur des orages et des tempêtes.
L'usage habituel du bain froid, en accoutumant
le corps à de plus grandes variations de température, tend à diminuer les passages subits du
froid au chaud et du chaud au froid, qu'il est
impossible d'éviter entièrement dans l'usage habituel de la vie. J'ai observé sur moi-même et
sur d'autres, dans plusieurs circonstances, que
les personnes qui ont de la disposition aux affections catarrhales, y sont moins exposées l'hiver
suivant, si elles ont fait usage des bains d'eau de
mer pendant quelques semaines de l'automne.
Un effet général du bain froid, est de produire
indubitablement un certain degré de vigueur,
c'est-à-dire, cet état du système vivant qui le
rend moins susceptible d'être affecté par les impressions désagréables.

Comme nous avons des raisons de croire que
la source de la chaleur animale est dans les poumons, de même la surface extérieure du corps

nous paraît être l'organe qui régularise la température de tout le système. La circulation est
plus vive par l'exercice ; une plus grande quantité de sang traverse les poumons dans un tems
donné ; la respiration est accélérée, et il se développe une plus grande quantité de calorique ;
mais l'exercice augmente en même tems la transpiration cutanée : cette matière, étant transfor-
mée en vapeur aussitôt qu'elle sort, tend, d'a-
près le principe que nous avons développé précédemment, à enlever ou à rendre insensible une
grande partie de l'augmentation de chaleur produite par l'exercice. Pour modifier la température du corps humain dans les climats chauds,
la sécrétion de la matière transpirable est considérablement augmentée. Il est nécessaire de
prendre abondamment des boissons délayantes
pour remplacer ces pertes rapides. Par ce moyen,
la chaleur du corps humain, lorsqu'il est en
santé, ne peut, dans telle situation que ce soit,
excéder 98° F. (32 de R.) ; toute augmentation de chaleur au dessus de ce point indique un
état maladif : par exemple, on trouve quelquefois, dans la fièvre, que la chaleur du corps,
mesurée avec un thermomètre, excède ce degré ;
mais en même tems la peau devient aride et
sèche ; et aussitôt que l'air produit une libre

transpiration, ou qu'elle s'établit spontanément,
ce qui est fréquemment la crise naturelle de la
maladie, on s'aperçoit que la chaleur diminue.

On doit observer que la matière de la transpiration ne passe point à travers les pores de la
peau en quantité proportionnelle au degré de
relâchement qu'a produit la chaleur, comme l'on
pourrait supposer que l'eau transsude à travers
les pores du cuir. La transpiration doit être considérée comme une fonction active, comme
toute autre sécrétion du corps vivant. Cette
transpiration se fait par les vaisseaux exhalans,
qui communiquent avec les pores de la peau.
L'action de ces vaisseaux peut être augmentée
par la chaleur, ou diminuée par le froid, de la
même manière que l'action de toute autre partie
du corps animal.

Lorsque les fluides exhalés sont dissous par
l'air aussitôt qu'ils passent à travers les pores de
la peau, c'est la transpiration insensible; c'est
particulièrement ce qui arrive lorsque l'atmosphère est chaude et sèche. Lorsque l'air est hu-
mide, de manière à dissoudre les fluides plus
difficilement, ou lorsque la transpiration, augmentée par un exercice violent, se trouve trop
abondante pour que l'air puisse la dissoudre,
elle se fait apercevoir sur la peau en forme de

gouttes, et on l'appelle transpiration sensible ou sueur. Le même effet se manifeste lorsqu'on est au lit, ou lorsqu'on est couvert d'une soie rendue imperméable par un vernis qui empêche de nouvelles portions d'air de venir frapper la peau; de manière qu'on peut dire que la transpiration se fait en raison composée de l'activité des vaisseaux exhalans et de la puissance dissolvante de l'air atmosphérique. L'apparition de la sueur ne doit point être considérée comme une preuve certaine de l'augmentation de la quantité de la matière de la transpiration, mais seulement comme une preuve que la matière transpirable est trop abondante relativement à la puissance dissolvante de l'air.

La quantité de matière transpirable qui sort par la peau dans ce pays, dans l'espace de vingt-quatre heures, s'élève à environ cinquante onces. Lorsqu'on réfléchit que la matière qui sort chaque jour par la voie de la transpiration surpasse de plus de moitié toutes les autres sécrétions du corps humain prises ensemble, on juge combien il est nécessaire de maintenir dans l'état sain un organe chargé d'une fonction aussi importante dans l'économie animale.

L'état sain de la peau, comme de tout autre organe du corps vivant, consiste dans la puissance de remplir ses fonctions avec régularité, et de résister à l'influence de tout stimulant ex-traordinaire. Si le corps est constamment environné d'un milieu d'une température élevée, soit qu'on vive dans un climat chaud, ou qu'on porte des habits qui soient mauvais conducteurs du calorique, la transpiration insensible sera suspendue par la plus légère diminution dans cette température. En accoutumant les vaisseaux cutanés au passage subit du chaud au froid, la disposition à être affecté par les plus légers changemens est diminuée, et la transpiration devient régulière et abondante. L'exposition habituelle à l'air froid rend les organes de la respiration plus vigoureux. J'ai connu plusieurs exemples de personnes qui ne manquaient jamais de gagner un rhume lorsqu'elles exposaient leurs pieds à la plus légère humidité; elles ont pris l'habitude de s'essuyer régulièrement les pieds, chaque matin, avec une serviette trempée dans l'eau froide, ou, ce qui est préférable, dans de l'eau dans laquelle on a fait dissoudre du sel commun, et elles ont surmonté cette délicatesse de constitution. En continuant la même pratique, j'ai reconnu que la grande sécheresse des pieds, qui est généralement un symptôme de faible santé, cesse entièrement.

4

Une transpiration libre et régulière est, en
général, accompagnée d'une bonne santé et de
bonnes digestions. Les pauvres manouvriers de
la campagne nous en fournissent l'exemple ; ils
travaillent tout le jour en plein air, acquièrent
un très-bon appétit, qui leur fait trouver excel-
lens les alimens les plus grossiers. C'est un fait
connu, que l'usage des bains froids, l'exposition
à l'air libre, auxquels on s'accoutume pendant
qu'on séjourne sur la côte, produisent le même
effet.

Plus la température dans laquelle l'organe de
la transpiration est accoutumé à remplir ses
fonctions, est basse, moins il y a de danger de
voir son action libre interrompue par l'inconstance de notre climat, et plus le danger des maladies provenant de la suppression de la transpiration est diminué. J'ai été quelquefois porté à
croire que la prédilection qu'ont les habitans de
la Grande-Bretagne pour les bains d'eau de mer
et les bains froids, dont on use plus habituellement dans ce pays que dans toute autre contrée
de l'Europe, vient d'un instinct naturel, indé-
pendant du raisonnement, qui leur indique la
nécessité de s'accoutumer aux vicissitudes d'une
température variable.

Une transpiration libre est trop souvent confondue avec la sueur. La première est cependant toujours considérée comme une preuve d'une santé vigoureuse, tandis que la dernière est généralement regardée comme un symptôme de faiblesse. On observe généralement que les personnes faibles ont le plus de dispositions à la sueur. L'augmentation extraordinaire de cette sécrétion, comme de toute autre, tend à affaiblir; et si l'on fait assez d'exercice pour exciter la sueur, elle sera suivie d'un égal degré de fatigue. Les effets débilitans d'une sueur excessive produite par des vêtemens chauds, sont suffisamment prouvés par l'air malade et la maigreur des jockeis qui emploient ce procédé pour réduire leur poids *. Une grande partie des effets nuisibles des climats chauds peut être attribuée à la même cause. On regarde comme une partie salutaire de l'habillement les tissus en laine portés sur la peau par les personnes qui sont forcées de faire beaucoup d'exercice, ou qui vivent dans les climats chauds. La mode qui prévaut maintenant, d'entretenir constamment le corps dans un bain de transpiration, en entourant la peau de flanelle dans toutes les saisons de l'année, a-t-elle amélioré la

---

* Les jockeis qui conduisent les chevaux dans les courses, si fréquentes en Angleterre, doivent être d'un poids proportionné à l'âge et à la taille du cheval. (*Note du traducteur.*)

santé des habitans de ce pays? C'est une question qui n'est point encore entièrement résolue.

La flanelle, portée immédiatement sur la peau,
augmente la sécrétion de la sueur et débilite.
L'irritation continuelle des pointes nombreuses
qui tapissent la surface inégale de ce tissu, fait
éprouver un état de malaise lorsqu'on commence
à s'en servir, dont on ne cesse de s'apercevoir
que lorsque la peau a perdu une partie de sa
sensibilité; et elle tend, comme toute autre irritation permanente, à accélérer les approches de
la vieillesse. Les personnes accoutumées à être
vêtues trop chaudement sont aussi éloignées
d'une santé florissante, que l'est l'état faible et
languissant d'une plante des serres chaudes, de
la vigueur des chênes des forêts. Leur air pâle et
maladif nous donne une preuve presque suffisante des effets des vêtemens chauds. Le lord
Bacon dit : *vestes nimiæ, sive in lectis, sive
portatæ, corpus solvunt* *.

La sensation d'augmentation de chaleur et de
bien être qu'on éprouve lorsqu'on met, pour la
première fois, de la flanelle en contact immédiat
avec la peau, est une source d'erreurs, eu égard
aux effets ultérieurs. Tout nouveau stimulant est

---

* *Historia vitæ et mortis.*

agréable, pour un tems, au corps vivant. Une personne qui n'est pas habituée à faire usage de liqueurs fermentées, pense qu'elle se réchauffe et se donne des forces en avalant un verre de liqueur spiritueuse : mais combien il arrive souvent que ces sensations trompeuses engagent de malheureuses victimes à répéter l'usage de ces boissons jusqu'à ce qu'il s'ensuive une débilité à laquelle on ne peut remédier, et qu'elles deviennent de vraies brutes! Les personnes qui sont dans l'habitude de prendre des purgatifs s'aperçoivent bientôt que les intestins ne peuvent faire leurs fonctions sans eux; mais ce n'est pas un motif de dire que ces personnes se portent mieux que d'autres, ni de recommander l'usage journalier des pilules aloétiques pour conserver la santé. L'usage habituel des vêtemens de flanelle, en accoutumant les vaisseaux exhalans à remplir leurs fonctions à une certaine élévation de température, diminue leur énergie naturelle, et les rend plus susceptibles d'être engourdis par la plus légère diminution de leur chaleur habituelle; de là la source des rhumes, des rhumatismes et d'autres maladies qui proviennent du dérangement de la transpiration, que l'on croit faussement pouvoir éviter en portant des vêtemens plus chauds. Le docleur Cheyne, qui connaissait parfaitement les maladies des personnes faibles et délicates, affirme « qu'une trop grande quantité d'habits » débilite le corps, abat les forces, et que l'usage » de porter la flanelle est presque aussi dange- » reux que le diabétès. »

Comme il y a dissentiment parmi les médecins les plus respectables sur l'avantage et les inconvéniens des vêtemens de laine, j'ai, depuis la première édition de mon ouvrage, dans lequel je me suis prononcé contre l'utilité de l'emploi de la flanelle, porté une attention toute particulière sur les effets qui m'ont paru résulter des vêtemens de laine, portés immédiatement sur la peau. Les personnes qui sont dans l'habitude d'entretenir la peau dans un état continuel de transpiration, en portant des vêtemens de flanelle pendant l'été, sont susceptibles, à la plus légère variation de la température, d'être attaqués de rhumatismes partiels, et quoique la flanelle soit fréquemment recommandée comme le meilleur moyen de prévenir les rhumatismes, mes observations me portent à conclure tout le contraire, et je puis avec vérité affirmer, qu'en conseillant à quelques personnes de quitter leurs vêtemens de flanelle, particulièrement pendant les chaleurs de l'été, leur susceptibilité aux affections rhumatismales ont diminué, et leur santé s'est généralement améliorée.

On sait qu'il s'évapore continuellement par les pores de la peau une quantité considérable de matière sécrétée, sous forme de transpiration ; cette matière est d'une nature si destructive, qu'elle produit, chez les personnes exposées à son influence, les maladies les plus graves. Si cette sécrétion se trouve abondante et concentrée dans un petit espace, son effet est promptement fatal, comme la catastrophe terrible de la prison de Calcutta nous en fournit un exemple, où, sur cent quarante-cinq malheureux qui y furent enfermés, vingt-deux seulement étaient en vie, dix heures après leur emprisonnement, et parmi ceux qui survécurent, il n'y en eut pas un seul qui échappât à une fièvre putride de la plus mauvaise espèce. Le tissu poreux de la flanelle recevant et accumulant cette matière, et une certaine portion pouvant rester constamment en contact immédiat avec la peau, à moins qu'on ne change plus souvent qu'on ne le fait habituellement cette partie du vêtement, on conçoit facilement combien cette matière délétère peut être nuisible.

Les observations suivantes, puisées dans les ouvrages d'un voyageur respectable, fortifient

l'opinion que nous venons d'émettre ; et comme
elles ont été faites par un homme étranger à l'art
de guérir, elles sont entièrement exemptes des
préjugés de profession, et n'en ont, pour cette
raison, que plus de poids. Les fièvres conta-
gieuses, qui enlèvent un grand nombre d'individus, sont très-communes dans les provinces
du nord de la Chine, quoique le climat y soit
tempéré ; dans les provinces du midi, elles n'y
sont ni aussi répandues, ni aussi meurtrières
qu'on pourrait le croire, ce qui est dû, je pense,
en grande partie à l'usage généralement répandu
parmi la masse du peuple, de porter sur la peau
des tissus de substances végétales, qui sont beaucoup plus propres, et conséquemment plus sains
que les vêtemens faits de matières animales ; d'où
l'on peut conclure qu'il est préférable de porter
sur la peau des vêtemens en lin ou en coton, que
des vêtemens en soie ou en laine ; ceux-ci ne
doivent être portés que par des personnes habituées à la plus grande propreté. (BARROWS, *Tra-*
vels in China.)

Toutes les espèces de contagions se communiquent bien plus facilement par les vêtemens faits
de matières animales, que par ceux faits de matières végétales.

Depuis que l'usage du linge en toile s'est répandu, les espèces de maladies cutanées les plus terribles ont été beaucoup plus rares. La lèpre était autrefois très-commune, et l'on avait même été obligé d'établir des hôpitaux dans le voisinage des grandes villes, pour y sequestrer les lépreux ; c'est à l'usage généralement répandu du linge que l'on doit en partie attribuer la disparition de cette affreuse maladie.

Par un étrange renversement d'idées, on paraît, depuis un certain nombre d'années, revenir à ces vêtemens sales et nuisibles. Si la flanelle est utile pour mettre les personnes valétudinaires à l'abri des vicissitudes de la température, elle tend nécessairement à rendre valétudinaires les personnes bien portantes.

Sachant que mon opinion sur l'utilité de vêtemens de flanelle portés immédiatement sur la peau, est en opposition avec la pratique actuelle et l'opinion de plusieurs de mes confrères, je tâcherai d'appuyer la doctrine que je professe sur ce sujet d'autorités respectables qui ne cherchent que la vérité ; le docteur Gregory est la première que je citerai.

La mollesse et le luxe de l'éducation moderne sont destructifs de cette vigueur naturelle et de cette flexibilité de constitution que l'homme apporte en naissant ; malgré cette variété d'usages absurdes et contraires à la nature répandus chez les nations sauvages, elles sont beaucoup moins exposées aux maladies que nous, parce que la vigueur de leur constitution les rend capables de supporter tous les excès.

Les femmes de l'isthme de l'Amérique sont plongés dans l'eau froide, avec leurs enfans, immédiatement après leur délivrance, sans qu'il en résulte le moindre inconvénient. Toute cette classe de maladies provenant de rhumes, ou d'une suppression subite de transpiration, ne se rencontrent que chez les nations civilisées. Un Indien, à la guerre ou à la chasse, comme jadis le faisait un Romain, se plonge tout en sueur dans une rivière, sans crainte et sans danger.

Une éducation aussi mâle que celle que recevaient ces peuples, nous rendrait capables de nous exposer sans le moindre inconvénient à toutes les transitions de température. Plus nous prenons de précautions pour éviter les rhumes, en employant tous les moyens que le luxe moderne nous a suggérés, et plus nous y sommes sujets. Afin de les braver, rendons-nous assez forts pour résister à l'influence des variations de la température.

Nous trouvons là preuve de ce que nous avançons dans la constitution vigoureuse des enfans

auxquels on fait prendre tous les jours des bains
froids; et ceux qui, très-peu vêtus, s'exposent
dans toutes les saisons de l'année à l'influence
de l'air atmosphérique, nous en donnent une
preuve plus forte encore. La nature n'a rendu
aucun pays trop froid pour ses propres habitans.

Dans les climats froids, l'exercice et même la
fatigue habituelle est non-seulement une loi de
nécessité que commande leur situation, mais
une habitude de leur choix, leurs amusemens
naturels étant tous des exercices de force.

La mollesse et le relâchement des mœurs modernes nous ont privés de notre défense naturelle contre les maladies les plus répandues dans
notre climat, et nous ont rendus sujets à tous les
inconvéniens des climats chauds, particulièrement à cette débilité et à cette sensibilité morbide du système nerveux qui est la source de la
plupart de nos maladies, et qui nous prive en
même tems du courage et de la résolution nécessaires pour les supporter.

Le docteur Wene-Wright, qui a écrit vers le
milieu du dernier siècle, époque à laquelle l'u-
sage des vêtemens en laine, portés immédiatement sur la peau, commença à se répandre, en
blâme l'usage.

« Je ne sais par quelle fatalité, dit ce méde-

» cin, un si grand nombre de personnes pensent
» que les vêtemens en laine sont très-avanta-
» geux; mais ce dont je suis certain, c'est que si
» une personne retire de l'avantage de ce vête-
» ment, il sera nuisible à deux autres. Il n'y a
» personne à qui l'usage de la flanelle soit plus
» nuisible qu'à ceux à qui on la prescrit, qui
» sont généralement des personnes faibles, usées,
» étiques; et l'on peut assurer que s'il y a quel-
» ques individus qui en retirent de l'avantage,
» ils sont en bien petit nombre. On attribue sou-
» vent à la flanelle des effets qui sont dus à d'au-
» tres causes inconnues, qui auraient guéri beau-
» coup plus vite et beaucoup mieux si on n'avait
» jamais fait usage de ce vêtement.

   » L'effet le plus certain et le plus constant des
» vêtemens en flanelle, est de rendre la trans-
» piration plus facile et plus abondante. Tout le
» monde sait qu'une transpiration modérée est
» avantageuse à la santé, et que rien n'est plus
» pernicieux qu'une transpiration excessive. »

On peut juger, d'après ce que nous venons de
dire, combien la flanelle est pernicieuse à ceux
qui transpirent trop, comme les personnes faibles, auxquelles on prescrit généralement l'u-
sage des vêtemens en flanelle. Je ferai observer,
d'après Sanctorius, que la transpiration insen-

sible est plus que le double de toutes les évacuations sensibles, les urines et les matières
fécales, etc.

Il n'y a personne qui ne se persuade éprouver
de l'affaiblissement à la suite d'un purgatif violent, et on connaît le danger du diabétès, lorsque la sécrétion de l'urine est très-augmentée;
mais l'on fait peu attention à une augmentation de transpiration, parce qu'elle est insensible,
et l'on est disposé à attribuer, par la même raison, le mal qu'elle occasione à une toute autre
cause.

Une dame de Sheffield, atteinte de consomption, met, d'après le conseil de son médecin, une
chemise en flanelle; quoiqu'elle fût alors en état
d'aller et venir dans la maison, elle fut forcée,
deux jours après, de garder le lit (d'où elle ne
sortit plus), sans qu'aucune cause connue l'eût
réduite en cet état, sinon le vêtement de flanelle.

Si les faits que je viens de citer sont assez con-
cluans pour convaincre quelques personnes de la
nécessité où elles se trouvent de quitter, dans
l'intérêt de leur santé, leurs vêtemens de flanelle,
je leur conseille de ne le faire que dans la saison
chaude, et de faire en même tems usage de bains
froids, ou de la brosse à frictionner. On prévien-

dra, par là, les inconvéniens auxquels on serait exposé si l'on négligeait ces précautions.

Il y a environ dix ans, je me décidai à porter un gilet de flanelle sur la peau, pour un rhume opiniâtre dont j'étais atteint, et je crus en être soulagé ; mais après avoir porté ce vêtement pendant un ou deux ans, je m'aperçus que ma santé en était altérée ; il me rendit si délicat, que je ne pouvais plus supporter le moindre froid, et j'ai connu, par expérience, lorsque j'ai cessé de me couvrir le corps de flanelle, combien ce vêtement m'affaiblissait, ce que j'avais fortement soupçonné ; c'était pour cette raison que je pris plusieurs fois la résolution de m'en débarrasser, mais je fus arrêté par la crainte de m'exposer à des inconvéniens que je voulais éviter ; je me décidai enfin, il y a deux ans, dans la saison chaude, à le quitter, et il n'en résulta aucun inconvénient ; ma santé, au contraire, s'améliora ; j'eus soin de faire usage de bains de mer froids, qui me fortifièrent.

Je me trouve heureux, dans un sujet où les opinions varient tant, de pouvoir citer celle du docteur Trotter, à l'appui de celle que ma propre expérience m'a mis à même d'adopter. Ce docteur, ayant été pendant plusieurs années médecin de la Marine, doit nécessairement avoir acquis une très-grande expérience sur les effets produits sur le corps vivant par les variations subites et extrêmes de la température. Il s'exprime en ces termes :

« L'usage de la flanelle sur la peau est devenu » une pratique générale dans la phthisie ; aussi- » tôt qu'une personne a de la disposition à cette » maladie, on lui recommande de suite de s'en- » velopper avec cette espèce de vêtement ; mais » cet usage ne doit être suivi qu'avec quelques » modifications. On doit, dans cette maladie, » conserver le corps à une température égale et » agréable ; mais on ne doit jamais garder la » flanelle en contact avec le corps humain aussi » long-tems que nous le voyons faire journel- » lement *. Les personnes qui les portent plu- » sieurs jours sans en changer, en éprouvent » bientôt des effets nuisibles ; le corps se trouve » renfermé dans une espèce de bain d'air impur, » qui devrait être exhalé au lieu d'être retenu. » On doit faire de fréquentes ablutions sur toute » la surface du corps pendant tout le tems qu'on » se sert de la flanelle.

» Si les personnes faibles et les valétudinaires » se sont servies avec avantage de ce moyen, ce

---

* On ne doit coucher qu'une seule nuit dans ces vêtemens.

» n'est pas une raison pour que celles qui sont
» jeunes et bien portantes aient recours à une
» manière aussi efféminée de s'habiller ; la mode,
» cependant, en est devenue si générale, que
» son usage nous menace de perdre la force et
» la vigueur qui ont toujours distingué notre
» nation. La moitié des jeunes gens qui portent
» de la flanelle ou d'autres tissus en laine sur la
» peau, ne les changent pas plus souvent que
» ceux dont j'ai parlé tout à l'heure.

» Après avoir été très-affaibli par les maladies
» des Indes occidentales, je pris le parti de por-
» ter de la flanelle sur la peau ; mais je trouve
» maintenant qu'il est plus avantageux, dans les
» tems froids, de la porter sur la chemise ; et je
» crois que depuis cette époque, et depuis que
» j'ai contracté l'habitude de l'ablution générale,
» je suis moins exposé aux attaques de catarrhes
» dans les tems variables.

» Quoique j'aie beaucoup vanté, dans un
» tems, l'usage de la flanelle sur la peau, je
» suis maintenant plus disposé à conseiller de
» la porter sur la chemise, et à recommander
» des ablutions journalières sur tout le corps,
» pour l'accoutumer aux différentes températu-
» res. »

Ce médecin observe, dans un autre endroit,

« que l'usage de la flanelle portée sur la peau
» été vanté par plusieurs observateurs dans le
» traitement des maladies de l'estomac, à raison
» de la sympathie que l'on dit exister entre cet
» organe et la peau ; mais je crois que l'on peut
» retirer de meilleurs effets de l'usage journalier
» des ablutions sur la surface du corps. L'un de
» ces moyens tend à adoucir la peau et à la ren-
» dre trop délicate, tandis que l'autre tend à la
» fortifier contre les rigueurs et les changemens
» des saisons, et, en la maintenant nette et
» perméable, à exciter la sortie de la transpira-
» tion. Ceux qui voudront essayer avec courage
» et persévérance de se laver tout le corps cha-
» que matin, seront bientôt convaincus de l'u-
» tilité d'en continuer l'usage pendant toute leur
» vie. »

L'usage des anciens, de se vêtir entièrement
de tissus de laine, est souvent cité comme une
preuve de la santé et de la force qu'on doit acquérir en portant de la flanelle sur la peau.
Mais il n'y a point d'analogie entre la manière
serrée et étroite de s'habiller, qui met l'habit en
contact immédiat avec toutes les parties du
corps, et les vêtemens larges et ouverts des
Grecs et des Romains, qui laissaient à l'air un
libre accès vers toutes les parties du corps, et

5

chez lesquels l'usage habituel et alternatif des bains chauds et des bains froids accoutumait le corps aux grandes et subites vicissitudes de la température extérieure.

Je n'ai fait ces remarques sur l'usage, ou plutôt sur l'abus des tissus de laine portés en contact immédiat sur la peau, que parce que j'ai connu plusieurs personnes qui ont été évidemment débilitées et qui ont éprouvé différentes incommodités en en faisant usage, sans qu'elles en aient soupçonné la cause réelle; et je sais, d'après ma propre expérience, que l'on peut sans danger, dans beaucoup de circonstances, quitter les habits de laine pendant qu'on fait usage des bains de mer, en prenant cependant des précautions. On peut d'abord porter le gilet de flanelle sur la chemise, et y substituer un gilet de coton dans la saison chaude; on préviendra, par ce moyen, le chatouillement qu'occasione la rudesse de la flanelle; tandis qu'on conservera le corps dans sa température habituelle. Il ne faut pas croire que je prétende condamner indistinctement l'usage de la flanelle, soit comme remède dans les maladies, soit comme vêtement utile aux personnes d'une constitution affaiblie. On doit en général s'habiller assez pour exclure la sensation actuelle du froid. Mais que les personnes jeunes, et celles qui jouissent d'une bonne santé, se gardent bien de contracter des habitudes aussi efféminées ; qu'elles cherchent plutôt à s'habituer à supporter impunément les vicissitudes des saisons : plus elles s'entoureront de moyens artificiels pour s'en mettre à l'abri, moins elles seront capables d'y résister. Que les vêtemens de flanelle portés sur la peau soient réservés aux malades et aux vieillards, lorsque la torpeur des vaisseaux cutanés, venant à augmenter, rend salutaire l'augmentation de la chaleur. Il faut se rappeler ce judicieux précepte de Celse, *cavendum ne in secundá valetudine adversæ præsidia consumantur.*

Rien ne tend plus à maintenir la peau dans un état sain, et à provoquer une transpiration aisée, que l'usage habituel des frictions. Il est étonnant que les frictions cutanées, dont les bons effets sont si évidens pour la conservation de la santé des autres animaux, et dont les différentes applications forment une partie si intéressante du régime hygiénique des anciens, aient été entièrement mises en oubli dans ces tems modernes. L'excitement occasionel des surfaces cutanées au moyen des frictions, diffère beaucoup de l'irritation continuelle de la flanelle. Outre que son emploi exige que le corps soit tenu pendant

quelque tems exposé à l'air libre, le corps s'accoutume aux changemens momentanés de la
température extérieure ; avantage dont nous
avons déjà parlé plusieurs fois. On déplace par
ce moyen la matière grossière de la transpiration
qui, lorsqu'on la laisse accumuler sur la surface
de la peau, forme ces espèces d'irrégularités qui
s'élèvent comme de petites écailles. Une friction
journalière tend encore à faciliter la décharge
cutanée, et à maintenir dans un état de santé et
d'activité tous les vaisseaux exhalans répandus
sur la surface du corps. J'ai vu différens exemples où l'emploi de ces moyens simples, qu'on
trouve agréables lorsqu'on en a usé pendant
quelque tems, a changé entièrement la rudesse
habituelle de la peau, qui, d'une apparence
rugueuse et pustuleuse, est devenue polie,
douce et moelleuse, avec une amélioration générale dans la santé. Le sentiment de chaleur qui
doit survenir après l'immersion dans l'eau froide,
sera considérablement augmenté par l'activité
que donnent aux vaisseaux exhalans les frictions
journalières. D'après ces exemples, on ne devra
point omettre l'usage des frictions pendant qu'on
fera usage des bains de mer, surtout si on les
prend dans le dessein de rétablir une santé délabrée.

Les onctions sur la surface de la peau, avec des huiles odoriférantes, étaient généralement associées à l'usage des bains chez les anciens. Le lord Bacon, dans son *Histoire de la vie et de la mort,* regrette que cet usage se soit perdu; il pense que son rétablissement contribuerait à la conservation de la santé et à la prolongation de la vie, en prévenant ce qu'il appelle les effets dangereux de l'air extérieur sur les esprits animaux : il entend probablement par cette dernière expression, que ces onctions maintiendraient la transpiration à un degré convenable. L'expérience des tems modernes est peut-être insuffisante pour qu'on puisse décider dans quels cas cette pratique sera la plus salutaire. On a assuré dernièrement que des frictions huileuses faites sur la peau, ont guéri de la peste. Leur usage dans cette maladie étant suivi de sueurs copieuses, nous devons en conclure qu'elles n'empêchent point la transpiration. Les nageurs qui désirent rester long-tems dans l'eau, pourraient faire usage d'onctions huileuses qui, en lubréfiant la surface du corps, les feraient glisser plus doucement à travers le liquide élément. D'après les expériences que j'ai faites sur moi-même, j'ai reconnu que l'huile peut s'appliquer sur toute la surface du corps, dans toutes les saisons de

l'année, sans aucun danger. Elle paraît augmenter la chaleur générale du système, et elle peut
être utile pour prévenir les effets désagréables
des vents d'est sur les constitutions délicates, en
prévenant l'évaporation trop prompte de l'humidité qui se trouve sur la surface du corps.

On n'a considéré jusqu'à présent les effets des
bains de mer que comme dépendant seulement
de la différence qu'il y a entre la température du
corps vivant et celle de l'eau dans laquelle il est
plongé; mais je pense que le bain pris dans l'eau
salée fait une impression sur la peau, à laquelle
on n'a cependant pas encore assez fait attention.
Le docteur Currie, il est vrai, a observé « que
» les effets stimulans de l'eau de mer sur les vais-
» seaux de la peau préviennent l'action débili-
» tante du froid ; que les personnes qui se sont
» plongées dans l'eau salée conservent plus long-
» tems le brillant des yeux et la rougeur des
» joues, que celles qui se baignent dans l'eau
» douce d'une égale température, et que l'on s'a-
» perçoit qu'il y a une plus forte réaction vitale
» lorsqu'elles en sortent. » Les pêcheurs qui, par
état, sont très-exposés aux inclémences des saisons, disent ordinairement qu'ils souffrent beaucoup moins lorsqu'ils sont mouillés par l'eau de
la mer, que lorsqu'ils le sont par l'eau de la

pluie. Les personnes de la constitution la plus délicate observent que dans ce pays, de même que dans des climats chauds, elles sont moins susceptibles de s'enrhumer, lorsqu'elles sont mouillées d'eau salée, que lorsqu'elles sont mouillées d'eau douce. Ceci peut être expliqué par l'évaporation comparativement plus lente de l'eau imprégnée de sel, d'où il résulte que la chaleur du corps est soutirée plus graduellement. Mais cela dépend peut-être encore plus particulièrement des effets stimulans des particules salines déposées sur la peau par l'évaporation de l'eau.

On peut aisément se convaincre qu'il se forme une incrustation saline à la peau, après l'usage des bains d'eau de mer, en appliquant la langue sur quelque partie du corps, même quelques jours après avoir cessé de prendre des bains. L'effet que produit sur toute la peau la simple action mécanique des particules salines qui y adhèrent, augmente jusqu'à un certain point l'action des vaisseaux cutanés. Les effets qui résultent de l'exposition long-tems continuée de la surface du corps à l'action de l'eau de mer, sont bien prouvés par les passages suivans de la narration que donne le capitaine Bligh, qui parcourut miraculeusement treize cents lieues de l'Océan Pacifique, dans un bateau non ponté.

« Comme je ne voyais aucun espoir de faire
» sécher nos habits, je recommandais à mes
» hommes de passer leurs vêtemens dans l'eau
» de mer; par ce moyen, ils se procuraient un
» degré de chaleur qu'ils ne pouvaient obtenir
» lorsqu'ils étaient mouillés d'eau de pluie, et ils
» furent moins exposés aux rhumes et aux affec-
» tions rhumatismales. »

Il ajoute : « Je recommande la méthode que
» nous avons suivie, qui consiste à tremper les
» habits dans l'eau de mer, et à les tordre lors-
» qu'ils sont imbibés d'eau de pluie. C'était là
» notre seule ressource, et nous en tirâmes le plus
» grand parti; car cela a plus d'analogie qu'on
» ne croit avec un changement d'habits secs. »

Il continue : « La pluie du matin ayant cessé,
» nous avons trempé nos habits dans l'eau de
» mer, et après les avoir tordus, nous nous som-
» mes trouvés très-rafraîchis. »

Dans la narration que fait le capitaine Ingel-
field, de la perte du vaisseau *le Centaure*, il
rapporte que les vêtemens de ses gens étant continuellement mouillés d'eau salée, leurs corps
furent entamés dans quelques parties. Or, si
l'application continuelle de l'eau imprégnée de
sel à la surface du corps produit un effet assez

considérable pour qu'il en résulte une ulcération, on peut en conclure, avec certitude, que l'immersion fréquente dans la mer, durant une période de tems plus limitée, produira peut-être jusqu'à un certain degré un excitement salutaire à la surface de la peau.

Un état pâle, débile et flasque de la peau, accompagne ordinairement une santé faible. L'irritation que produisent les sels déposés à la surface de cet organe, paraît, dans cette circonstance, avoir de la tendance à en changer l'état. Il est d'observation que le bain de mer a la propriété de donner de la force et du ressort à la surface du corps; et je pense que, dans tous les cas où, après avoir fait usage du bain, il se manifeste une efflorescence cutanée, son usage ultérieur sera toujours trouvé salutaire.

L'état opposé à la constitution dont nous venons de faire mention, est ce qu'on peut nommer tempérament irritable ou inflammatoire. C'est le tempérament dominant chez les habitans du nord de l'Europe. Les personnes de ce tempérament jouissent de la santé la plus vigoureuse; mais leur grande susceptibilité aux impressions extérieures les rend en même tems très-exposées à l'action des causes occasionelles des maladies. La facilité avec laquelle les enfans bien portans sont affectés par les stimulans extérieurs, donne une idée de ce haut degré d'irritabilité de leur constitution. S'ils présentent tout à coup au feu leurs extrémités, après les avoir exposées au froid, il s'ensuit souvent une inflammation qu'on nomme *engelure*. A mesure qu'on avance en âge, l'irritabilité de la constitution diminue, et on y est moins exposé, ainsi qu'aux autres affections purement inflammatoires.

Si on se transporte dans les climats chauds, on trouve que les hommes les mieux portans et les plus vigoureux, sont les plus exposés à être atteints et à périr de la fièvre jaune et des autres maladies indigènes dans ces contrées. Après quelques années de résidence, ils deviennent moins susceptibles des impressions de la chaleur ou de la contagion, le tempérament s'accoutumant graduellement, ou s'acclimatant, comme on dit : mais, à proportion que l'on devient moins susceptible de contracter des maladies, on perd son ancienne vigueur et on partage la langueur et la débilité des anciens habitans. Nous pouvons rapprocher de cette observation, un fait bien curieux, et qui mérite toute l'attention du médecin, c'est que non-seulement les Européens, à leur retour aux Indes occidentales, après avoir fait un voyage en Europe, deviennent de nouveau susceptibles d'être atteints des maladies particulières au pays; mais même les créoles et les nègres, après avoir demeuré quelque tems en Europe, deviennent susceptibles, à leur retour dans les colonies, de contracter les maladies auxquelles ils n'étaient pas exposés auparavant, ou auxquelles ils étaient beaucoup moins exposés que les Européens.

L'usage des bains de mer, en exposant le corps pendant quelque tems dans un milieu d'une température plus basse que celle à laquelle il est accoutumé, et l'air pur que l'on respire sur cet élément, semblent en quelque manière rendre au corps vivant une partie de cette irritabilité dont il a été privé précédemment, soit par la chaleur, soit par l'air vicié, soit enfin par la manière de vivre si énervante des grandes villes.

Un fait qui confirme pleinement notre opinion sur l'utilité des bains de mer, est le passage d'un état faible et langoureux à une santé vigoureuse et fleurie, qui se fait quelquefois avec tant de rapidité, pendant le court espace de tems qu'on prend les bains de mer administrés à propos, qu'il est souvent difficile de reconnaître les personnes qui quelques semaines auparavant étaient venues, maigres et convalescentes, chercher la santé sur les côtes.

CHAPITRE II.

DE L'HEURE A LAQUELLE ON DOIT PRENDRE LES BAINS.

———

C'est une opinion généralement répandue parmi les personnes qui vont sur les côtes, soit pour leur plaisir, soit pour le rétablissement de leur santé, qu'on ne peut se baigner trop matin. Cette opinion fut sans doute originellement fondée sur l'observation. La fonction de la digestion exige un degré uniforme de chaleur ; une sensation de pesanteur et de plénitude dans la région de l'estomac, accompagnée ordinairement de rots et d'autres symptômes d'indigestion, sont les suites ordinaires des bains pris à une température plus basse que celle du corps vivant, peu de tems après un bon repas. Tandis que l'énergie vitale est occupée à produire cette réaction, ou sentiment de chaleur, d'où dépendent tous les bons effets du bain, la digestion éprouve une interruption momentanée ; et comme ce trouble de la digestion ne peut avoir lieu le matin, on en a conclu que le tems le plus

convenable pour se baigner , était le matin avant
le déjeuner.

Quoiqu'il n'y ait aucun doute sur le danger
qu'il y a de se plonger dans l'eau froide lorsque
l'estomac est chargé d'alimens, il ne s'ensuit pas
pour cela qu'on doive , dans toutes les circonstances , se baigner le matin au sortir du lit.

J'ai été fréquemment surpris de voir des convalescens des deux sexes , faibles et délicats , paraissant sortir de leur lit , et avant que les fonctions vitales eussent repris leur énergie , debout,
pâles et tremblans , sur le rivage ou dans une
chambre de bains , glacés par le courant d'air
qui se précipitait des portes et fenêtres opposées,
attendre avec un degré apparent d'horreur leur
tour pour entrer dans l'eau. On ne peut retirer
aucun avantage d'un bain pris dans cet état.

Les personnes qui jouissent d'une faible santé
devraient se contenter d'une petite promenade
au grand air avant le déjeuner; elles ne devraient même pas la continuer lorsqu'elles se
sentent fatiguées. Le tems de se baigner doit
être remis jusqu'à midi , ou au moins à quelques
heures après le déjeuner , quand on présume
que la disgestion est terminée : il serait bon de
faire, avant d'entrer dans l'eau , un exercice
propre à procurer une sensation générale de

chaleur sur tout le corps. On n'entend nullement par ces observations s'opposer à l'usage salutaire de se lever de bonne heure ; aucun principe pour la conservation de la santé n'étant plus universellement vrai , que chaque moment passé dans le lit , après le sommeil naturel, tend à débiliter.

Le tems de se baigner doit toujours être réglé, jusqu'à un certain point , par l'heure de la marée. Dans la plupart des endroits où on se baigne , on peut , à l'aide des machines , se baigner à toute heure du jour. Dans différentes situations de la marée , on trouvera que la température de l'eau varie considérablement. J'ai fréquemment vérifié avec le thermomètre ce fait , que j'ai découvert par hasard ; j'ai trouvé que la température de la mer , aux marées de deux et trois heures de l'après-midi , était de 10 à 12° F. (5 à 6 R.) plus chaude qu'elle ne l'était le même jour à basse mer , à huit heures du matin.

Ce phénomène peut s'expliquer de la manière suivante. La marée se retirant de bonne heure, laisse à découvert , pendant plusieurs heures, le sable qui , étant alors exposé aux rayons du soleil , acquiert un degré considérable de chaleur. A mesure que la marée monte , les particules qui constituent le premier lit des vagues minces qui s'avancent successivement, deviennnent en contact avec le sable échauffé ; en absorbent la chaleur qui s'élève à leur surface; et , comme elles sont plus légères , elles continuent d'avancer les premières jusqu'à ce qu'elles atteignent le niveau de la haute marée; alors le bord de la mer sera nécessairement plus chaud que l'Océan, de toute la chaleur qu'il aura acquis en roulant sur la grande plage de sable échauffé : par la même raison, on observe que la chaleur des rivières augmente graduellement du matin au soir en été.

Ces variations de température de la mer ne peuvent avoir lieu que pendant le beau tems. L'agitation causée par une tempête mêle les eaux profondes, sur lesquelles l'influence du soleil n'a eu aucun effet , avec celles de la surface; d'où il s'ensuit que la température générale de la mer est diminuée. Dans un tems plus chaud , sur un rivage sablonneux , cette différence sera beaucoup plus sensible , le sable recevant et cédant plus aisément la chaleur que les lits de gravier ou de roches. Il est très-essentiel que les valétudinaires sachent qu'en choisissant une situation convenable , et se baignant à marée montante , vers midi ou à une ou deux heures , ils peuvent se procurer un bain de 10 à 12° F. (5 à 6 R.) plus chaud que quelques heures auparavant.

De semblables précautions sont inutiles aux personnes vigoureuses et robustes. Un homme jouissant d'une bonne santé ne court aucun danger en se baignant de bonne heure le matin, pourvu qu'il n'ait pas commis d'intempérance la veille. S'il s'est laissé entraîner par hasard dans quelque irrégularité de régime, il ne doit se mettre au bain qu'à midi, heure à laquelle on peut supposer que le système vital est remis des suites de l'intempérance.

Une promenade d'une heure avant de se mettre dans le bain, sera salutaire et avantageuse, afin d'éviter que l'entrée dans l'eau soit précédée d'une sensation de froid. La température de la mer varie aussi considérablement, suivant les différentes saisons de l'année; c'est dans les mois de juillet et d'août qu'elle est la plus élevée. Le docteur Jean Hunter a observé que la température de la mer ne s'élève, terme moyen, dans ce pays, pendant ces mois, qu'à 63° F. (14 R.), quoiqu'il l'ait observée s'élever jusqu'à 71° F. (18 R.). La chaleur, comme les autres fluides, tend constamment à se mettre en équilibre. Tout ce qui augmente l'expansion de l'air, accroît sa capacité pour le calorique, qui s'insinue là où il trouve le moins de résistance; les fluides d'où il sort se refroidissent proportionnellement. De là on a observé que, pendant l'abaissement du baromètre, qui se fait remarquer avant la pluie et l'orage, la température de la mer est considérablement diminuée.

C'était autrefois l'usage de se baigner le soir ; nous pouvons observer que les jeunes gens en général, et ceux qui se mettent dans l'eau pour leur plaisir, choisissent d'eux-mêmes la fin du jour. On se fait rarement du mal lorsqu'on suit l'instinct de la nature. Le délassement et la sensation de fraîcheur, qui sont les conséquences immédiates de l'immersion dans l'eau froide, après qu'on a été légèrement fatigué, et le profond sommeil qu'on goûte la nuit suivante, sont des preuves convaincantes que le bain froid est une pratique salutaire pour les jeunes gens et les personnes qui jouissent d'une bonne santé. Mais pour les personnes qui ont l'habitude de beaucoup manger, de dîner tard, de prendre ensuite du vin, et pour celles qui ont éprouvé de grandes fatigues dans le jour, il serait très-imprudent d'essayer à prendre les bains le soir.

Le conseil de se baigner dans l'eau froide, pour se procurer un bon sommeil, remonte jusqu'au tems d'Horace :

. . . . . Ter uncti
Transnanto Tiberim, somno quibus opus est alto.
Satyra II.

6

Ce passage nous apprend que les anciens avaient l'habitude de s'oindre la surface du corps avant de se baigner. La tendance au sommeil paraît être un effet de l'épuisement du système, à la suite de l'effort qu'il a fait pour maintenir la température naturelle du corps lorsqu'il était plongé dans un milieu plus froid. Dans le cas d'irritabilité nerveuse accompagnée d'insomnie, l'immersion dans l'eau froide, continuée pendant plusieurs heures de suite, a été conseillée et employée par Pomme *.

On a avancé que l'immersion, long-tems continuée dans un bain froid, a guéri la manie, et qu'on l'a employée même avec succès dans quelques cas d'hydrophobie. Dans tous les cas où on l'a employée avec succès, un profond et long sommeil a été le premier symptôme du retour à la santé. Dans des maladies d'une nature aussi sérieuse, on ne doit essayer de semblables moyens que sous la surveillance d'un homme de l'art.

J'ai fréquemment observé que le bain pris le matin est souvent suivi d'une transpiration copieuse durant la nuit suivante. Un effet semblable est souvent la suite de l'usage qu'ont

* *Traité des Affections vaporeuses des deux sexes.* Un vol. in-4°. Paris, 1782. Page 181.

quelques parens, de permettre à leurs enfans
de se mettre au lit au sortir d'un bain pris le
matin. La débilité qui suit la transpiration produite par la chaleur du lit, doit empêcher les
effets fortifians qu'on attend de l'usage des bains
froids.

CHAPITRE III.

DE LA MANIÈRE DE SE BAIGNER.

Il y a, sur l'état particulier où doit se trouver le corps pour qu'on puisse avec sûreté et prudence l'immerger immédiatement dans le bain froid, des préjugés erronés, peut-être plus généralement répandus que sur tout autre article concernant l'usage des bains; il en est de même de beaucoup d'autres opinions sur la conduite à tenir dans l'état de santé et dans le traitement des maladies. On les considère maintenant comme des préjugés populaires qui paraissent tirer leur origine de doctrines médicales généralement reçues dans des tems reculés, mais qu'on a découvert depuis venir d'une théorie erronée, ou être fondées sur de fausses vues des lois qui gouvernent l'économie animale.

On a des exemples des effets dangereux, et même fatals, produits par l'eau froide prise à l'intérieur, ou par l'immersion dans ce liquide, après avoir été échauffé ou fatigué par un exer-

cice violent; d'où il a semblé qu'on pourrait
conclure que la chaleur qu'éprouvait précédemment le corps était la cause réelle du mal ; et de
là l'aphorisme, en apparence sanctionné par
l'expérience, qu'on ne doit jamais s'immerger
dans l'eau froide, ni en boire, pendant que la
chaleur du système est élevée, par quelque cause
que ce soit, au dessus de son degré habituel.
Cette erreur pourrait bien ne pas faire de mal ;
mais on en a déduit une doctrine fausse et pernicieuse, c'est-à-dire que les personnes qui sont
échauffées par l'exercice peuvent, après s'être
refroidies, prendre impunément un bain froid.

Le corps vivant, refroidi après s'être échauffé
par l'exercice, est dans une situation plus éloi-
gnée qu'on ne pense de l'état dans lequel il est
prudent de se mettre dans le bain froid. La faiblesse et la débilité se manifestent alors promptement, et l'énergie vitale est incapable de résister à l'augmentation des effets affaiblissans du
bain froid, qui, au lieu de procurer cette douce
chaleur, compagne de la santé, produit plutôt
un engourdissement dangereux, et peut-être
mortel. Si l'on se baigne dans cet état du système, c'est comme si l'on s'immergeait le corps
dans un bain froid, pendant l'accès d'une fièvre
intermittente. On sait que l'on peut arrêter les

progrès de cette maladie par des aspersions d'eau froide faites à propos dans le paroxysme en chaud ; mais si on essayait la même pratique dans le paroxysme en froid, la mort s'ensuivrait peut-être à l'instant même.

Quoiqu'il y ait beaucoup de danger à entrer dans une eau d'une température aussi basse que l'est celle de la mer, lorsque le corps a été épuisé par la fatigue, il ne s'ensuit pas pour cela qu'on ne doive point se baigner pendant que dure la chaleur produite par un exercice modéré. Les effets du bain, dans ces différens états du corps, ont été si bien décrits par le docteur Currie, que je vais donner son opinion, en employant ses propres expressions. La fidélité et la justesse des observations de ce médecin me justifieront de le citer si souvent.

« Rien n'est plus salutaire, selon moi, qu'un » bain froid pris après avoir fait un léger exer- » cice, de bon matin, avant que la transpiration » ait dissipé la chaleur et que la fatigue ait dé- » bilité la puissance vitale. Cela est si vrai, que » j'ai, pendant plusieurs années, constamment » recommandé à quelques personnes de prendre » de l'exercice avant de se mettre dans un bain » froid, pour augmenter l'action du système vas- » culaire, la chaleur, et conserver une force de

» réaction dans le saisissement qu'on éprouve
» en s'immergeant ; ce qui n'arrive pas toujours
» sans cette précaution. L'opinion populaire,
» qu'il est plus sain d'entrer dans l'eau lorsqu'on
» est très-refroidi, est fondée sur des notions
» fausses, et produit quelquefois des suites fâ-
» cheuses. C'est ainsi que des personnes qui ont
» chaud, et qui commencent à suer, pensent
» souvent qu'il est nécessaire d'attendre, près
» du bain, qu'elles soient entièrement refroi-
» dies ; ensuite, en se plongeant dans l'eau,
» elles ressentent un frisson qui est alarmant et
» dangereux. Dans de semblables cas, on attri-
» bue le malaise qu'on éprouve à ce qu'on est
» entré dans l'eau ayant chaud ; tandis qu'au
» contraire, c'est parce qu'on y est entré ayant
» trop froid. »

Quoiqu'il soit très-sain de se mettre dans un
bain froid après avoir pris de l'exercice de grand
matin, rien n'est plus dangereux que cette pratique, après un exercice qui a procuré une sueur
abondante, et qui s'est terminée par la langueur
et la fatigue ; parce que, dans ce cas, comme on
l'a déjà répété plus d'une fois, la chaleur est non-
seulement absorbée rapidement, mais le système
perd plus aisément celle qui lui reste *.

* L'usage des bains froids a été dans quelques cas avantageux,

Plusieurs des circonstances qui précèdent iné-
vitablement le mode actuel de se baigner, semblent faites pour mettre le système dans un état
inverse de ce qu'on vient de dire qu'il devrait
être avant d'entrer dans le bain. Les voitures *
dont on se sert pour conduire les baigneurs dans

tandis que dans des cas semblables, et dans des circonstances qui
paraissaient être absolument les mêmes, ils n'ont produit aucun
effet salutaire et ont même été quelquefois très-nuisibles. On croit
alors que les bains de mer froids sont contraires à sa constitution
et qu'on doit en abandonner l'usage ; ou renonce alors aux avantages qu'on en aurait retirés, si on les eût pris avec les précautions
convenables.

Souvent cette différence dans les effets des bains de mer froids,
provient de l'état où se trouve le corps, sous le rapport de la
température et de l'exercice auquel il s'est livré. En effet, si le
corps a été exposé à un exercice violent, suivi de lassitude, de débilité et de diminution dans sa température, son immersion dans
l'eau froide produira nécessairement des effets bien différens de
ceux qu'on doit en attendre lorsque le corps est plein de vigueur
et de santé, et qu'il a conservé sa chaleur naturelle.

Il est inutile d'ajouter que les conséquences de l'inattention que
l'on portera à déterminer l'état où doit être le corps avant de l'immerger dans l'eau froide, sont d'autant plus fâcheuses, que le
sujet est d'une constitution faible et délicate.

On peut admettre comme règle générale, que lorsqu'on a pris
un exercice modéré, ou augmenté la température du corps, de
manière à ce qu'on ait un peu chaud, et qu'on éprouve une sensation de bien-être, on est alors dans une disposition favorable
pour éprouver les effets les plus salutaires des bains de mer. (*Note
du traducteur.*)

* C'est une espèce de chariot couvert, dans lequel il y a des
banquettes en velours ou autres tissus; cette voiture sert à trans-
porter les baigneurs dans l'endroit du rivage où ils se jettent dans
la mer. (*Note du traducteur.*)

la mer sont fréquemment composées en toile de
canevas, au moins le parasol qu'on emploie pour
s'abriter et se couvrir : elles sont nécessairement
exposées à toutes les intempéries de l'air, et se
trouvent quelquefois tellement pénétrées par la
pluie, qu'il faut plusieurs jours pour les sécher.
En général, elles sont si humides, et tellement
remplies d'exhalaisons produites par l'humidité
des tapisseries qui en garnissent l'intérieur, que
leur évaporation continuelle produit une fraîcheur que j'ai fréquemment reconnue, à l'aide
du thermomètre, être de 3 à 5° F. au dessous de
la température de l'air libre.

Il n'y a pas constamment un nombre suffisant
de ces voitures pour conduire successivement et
sans interruption les baigneurs ; et, comme ils
n'ont le droit d'entrer dans la baignoire que
suivant l'ordre dans lequel leurs noms sont ins-
crits, un grand nombre doit nécessairement être
obligé d'attendre. Ce tems se passe, en général,
à attendre dans une baraque, que la privation
des rayons solaires, l'exhalation de l'humidité
produite par différentes causes, et un courant
d'air perpétuel, rendent froide. La crainte que
plusieurs personnes timides ont de se mettre
dans la mer, se trouve encore augmentée par
l'espèce de tristesse qui accompagne cette légère

contrariété qu'on éprouve en ne pouvant y entrer au moment où l'on y était disposé. Toutes
ces circonstances tendent à affaiblir l'énergie vitale, et conséquemment à diminuer les avantages
qu'on attend de l'usage du bain. Il est peut-être
impossible de faire disparaître entièrement ces
inconvéniens ; on doit cependant les faire connaître, afin d'engager les personnes les plus délicates, surtout les valétudinaires, à user de précautions, et à ne pas attribuer aux bains les suites
fâcheuses que cette mauvaise manière de les
prendre produit, et en même tems les mettre à
même de multiplier toutes les recherches possi-
bles pour les éviter.

En continuant un degré d'exercice convenable, on conservera la chaleur du corps jusqu'au
moment où l'on entrera dans la voiture de trans-
port : si l'on ôte trop tôt ses habits, et qu'il s'é-
coule un certain espace de tems avant qu'on se
plonge dans l'eau, le corps se glace en restant
exposé à l'air. Il faut se déshabiller le plus promptement possible, s'envelopper immédiatement
le corps d'une large robe de flanelle, qu'on ne
quittera qu'à l'instant de se plonger dans l'eau.
Par ce moyen, le saisissement de l'immersion
sera diminué, et l'on éprouvera cette chaleur
salutaire qui doit généralement survenir après

le bain. Une foule d'exemples prouvent qu'on peut passer sans danger, le corps étant actuellement échauffé, d'un milieu chaud à un milieu froid, pourvu qu'il ne soit pas épuisé par la fatigue ou la transpiration. Dans ce pays, nous avons l'habitude, en hiver, de passer chaque jour impunément de chambres très-chaudes (à 60° F., et au dessus) à l'air libre au point de congélation, et même au dessous; ce qui fait une différence de température de plus de 30°. Si c'était ici le cas de faire de semblables recherches, il serait facile de prouver que les toux et les rhumes, que l'on suppose provenir du passage subit d'un théâtre ou d'une salle de danse, échauffés par un grand nombre de personnes, à l'air extérieur, doivent être attribués aux effets directs de la température, ou à ce qu'on expose le corps, affaibli par les sueurs, la fatigue et l'air impur qu'on a respiré, à l'action du froid.

« La jeunesse romaine s'exerçait avec une » très-grande ardeur au Champ-de-Mars. La » natation formait une grande partie de ces exer- » cices, et ils se terminaient ordinairement par » des courses à pied. Les jeunes concurrens, » dans ces exercices, dirigeaient leurs courses » vers les bords du fleuve, et se jetaient à corps » perdu dans le courant de l'eau. Quelquefois la

» lutte ne finissait pas qu'on n'eût passé le fleuve
» deux fois à la nage. On doit penser qu'ils
» étaient accoutumés à s'immerger dans l'eau
» dans le feu de leurs exercices, lorsqu'ils éprou-
» vaient une très-grande chaleur, et non après
» que le corps était refroidi par d'abondantes
» transpirations, ou épuisé par de longues fati-
» gues *. »

Les exemples les plus surprenans, et presque
incroyables, du passage d'une grande chaleur à
un froid extrême, que le corps humain peut supporter sans en être incommodé, sont fournis par
les nations septentrionales de l'Europe. La chaleur des bains de vapeurs des Russes s'élève à
120° F. (43 R.); et les Russes, en sortant de ces
bains, se plongent dans la rivière voisine, après
avoir cassé la glace, ou se roulent dans la neige.
Plus le climat est froid, plus les habitans paraissent se plaire dans ces transitions d'un extrême
de température à l'autre.

Acerbi, dans ses *Voyages,* fait la narration
suivante de la manière dont on prend les bains
en Finlande :

« Presque tous les paysans finlandais ont un
» petit local bâti pour y prendre les bains; il

* Docteur Currie, ouvrage cité.

» consiste seulement dans une petite chambre ;
» dans l'intérieur de laquelle on a placé un cer-
» tain nombre de pierres qu'on fait chauffer au
» feu jusqu'à ce qu'elles soient rouges. On jette
» de l'eau sur ces pierres ainsi échauffées, jus-
» qu'à ce que toutes les personnes qui sont dans
» cette chambre soient enveloppées d'un épais
» nuage de vapeurs. Dans l'intérieur de cette
» chambre se trouve un second étage, pour l'ad-
» mission d'un plus grand nombre de personnes
» dans ce petit espace : la vapeur et la chaleur
» étant naturellement disposées à s'élever, ce
» second étage est beaucoup plus chaud que
» l'autre. Les hommes et les femmes se baignent
» ensemble sans être couverts d'aucune espèce
» d'habillemens. Si cependant un étranger ouvre
» la porte et surprend les baigneurs, les femmes
» sont très-agitées à sa vue ; car, outre sa per-
» sonne, il introduit, en ouvrant la porte, une
» grande quantité de lumière qui fait apercevoir
» à la fois leur position et leurs formes. Sans de
» pareils incidens, ils resteraient presque dans
» une obscurité entière, n'y ayant d'autres fe-
» nêtres qu'un petit trou, et d'autre lumière que
» celle qui entre par quelque ouverture du toit,
» ou par les crevasses entre les pièces de bois
» dont le bâtiment est construit. Je me suis sou-

» vent amusé à surprendre ainsi les baigneurs,
» et ai essayé à me glisser deux ou trois frois
» dans leur compagnie; mais la chaleur y était
» si excessive, que je ne pouvais y respirer ; et
» je crois fermement que, dans l'espace d'une
» minute, j'y aurais été suffoqué. J'y entrais
» quelquefois, pour un instant, pour y placer
» mon thermomètre dans un endroit convena-
» ble, et je sortais de suite, et revenais, dix ou
» quinze minutes après, prendre l'instrument
» pour vérifier le degré de chaleur. Mon éton-
» nement était extrême, et à peine pouvais-je
» en croire mes sens, lorsque je voyais que les
» personnes qui étaient dans la même chambre
» y restaient l'espace d'une demi-heure, quel-
» quefois même d'une heure, le thermomètre de
» Celsius étant à 70 ou 75° (167 F. ou 8° au
» dessus de la chaleur de l'eau bouillante). Le
» thermomètre en contact avec ces vapeurs de-
» venait quelquefois si chaud, que je pouvais à
» peine le tenir dans la main.

  » Pendant tout le tems que les Finlandais res-
» tent dans leurs étuves, ils se frottent et se fusti-
» gent toutes les parties du corps avec des verges
» formées de petits brins de bouleau. En dix mi-
» nutes, ils deviennent aussi rouges que le sang,
» et sont d'un aspect épouvantable. Pendant l'hi-

» ver, ils sortent fréquemment de leurs bains tout
» nus pour se rouler dans la neige, la températu-
» ture de l'air étant à 20°, et même à 30 au des-
» sous de zéro. Ils sortent quelquefois tous nus,
» et vont en plein air faire la conversation entre
» eux, ou avec d'autres personnes de leur voisi-
» nage. S'il arrive que des voyageurs passent
» pendant que les paysans d'un hameau sont
» dans leurs bains, et qu'on ait besoin d'eux, ils
» quittent le bain et aident à atteler ou à dételer,
» vont chercher de la nourriture pour les che-
» vaux, ou toute autre chose, sans aucune espèce
» de vêtement, tandis que le voyageur, entouré
» de fourrures, tremble de froid. Il n'y a rien de
» plus étonnant que les extrêmes que l'homme
» est capable d'endurer par la puissance de l'ha-
» bitude.

» Les paysans finlandais passent ainsi, dans le
» même moment, d'une atmosphère dont la tem-
» pérature s'élève à 70°, à un froid de 30° ; ce qui
» fait une différence de 100 degrés : c'est comme
» si l'on passait de l'eau bouillante dans l'eau
» glacée ; et ce qu'il y a de plus étonnant, c'est
» qu'ils n'en éprouvent pas la moindre incom-
» modité ; tandis que d'autres peuples sont sen-
» siblement affectés par une variation de seule-
» ment 5 degrés, et courent risque d'être affli-

» gés de rhumatismes par le plus léger courant
» d'air. »

La capacité qu'a l'homme de soutenir ces grandes transitions de température, nous prouve la
force de sa constitution et les ressources de sa
structure ; aucun animal ne pouvant exister dans
des extrêmes de température aussi excessives ,
que celle où l'homme peut vivre et se bien porter ; on ne doit cependant pas recommander d'i-
miter ceux qui s'exposent à ces grandes et subites
variations de température *.

* L'effroi qu'on éprouve en entrant pour la première fois dans
l'eau, retarde le moment de l'immersion ; cette espèce de crainte
est extrêmement nuisible et contraire au succès des bains froids ;
indépendamment de l'hésitation et du délai qu'elle occasione , une
aversion forte n'est pas sans effet sur le bien qu'on doit attendre
de l'usage des bains de mer.

Lorsqu'on veut prendre un bain , on doit entrer promptement
dans la mer, s'immerger sans balancer, et éloigner toute espèce
de crainte, qui, comme une autre émotion , se fortifie lorsqu'on
ne la repousse pas , et devient habituelle, pénible et extrêmement
fatigante.

C'est à l'expérience à déterminer le tems que l'on doit rester
dans le bain froid ; si on s'immerge une seule fois dans la mer,
que le tems qu'on y reste n'excède pas deux ou trois minutes, et
si l'on y reste une autre fois plongé pendant dix ou douze minutes , comme cela se pratique ordinairement , et que pendant ce
tems, on plonge dans l'eau et expose alternativement une partie
du corps à l'air, on éprouvera alors des effets bien différens. Dans
le premier cas , on ressentira une sensation agréable de chaleur,
qui serrudiera sur tout le corps ; l'accroissement de la force musculaire , et le bien-être qu'on éprouvera , seront une preuve certaine des avantages qu'on doit retirer des bains de mer froids , et

La fixation de l'espace de tems qu'on doit
rester dans l'eau, comme aussi la question de
savoir si l'on doit se contenter de plonger une
seule fois, ou répéter successivement l'immersion, ont plus d'influence sur l'utilité ultérieure
des bains, qu'on ne pourrait le supposer d'après
un léger examen. Tandis qu'une augmentation
de chaleur, de vigueur et de ton, est le résultat

de leur utilité. Dans le deuxième cas, les frissons qu'on éprouve,
la contraction de la peau, la diminution de la vigueur et de la
puissance musculaire, une lassitude générale, un mal de tête et
un abattement d'esprit, accompagné d'une variété de sensations
pénibles, que l'exercice que l'on prend pendant le reste du jour
ne peut dissiper, sont une preuve bien certaine qu'on est resté trop
long-tems dans l'eau, et qu'on s'est mal baigné.

Les bons effets qu'on retire des bains de mer dépendent de
l'exposition subite du corps dans un milieu plus froid que celui
dans lequel on se trouve, d'où s'ensuit une soustraction de calorique et une réaction ou un effort des forces vitales pour rendre
au corps le degré de chaleur qu'il a perdu.

Ce dernier effet est suspendu par un trop long séjour dans
l'eau, surtout si on s'immerge et s'expose alternativement à l'air.
Dans ce dernier cas, outre la perte de chaleur qu'a éprouvé le
corps lorsqu'il était immergé dans un milieu plus froid; lorsque
dans l'intervalle des immersions, le corps est exposé à l'action de
l'air atmosphérique, une portion considérable de calorique est
soustraite par suite de l'évaporation de l'eau de la surface du corps,
de manière qu'il se trouve transi de froid, et privé d'une plus
grande portion de chaleur, que les fonctions vitales ne peuvent
lui en rendre dans un court espace de tems; de là la sensation de
froid et de malaise qu'on éprouve. On évitera ces mauvais effets en
tenant le corps immergé pendant tout le tems qu'on reste dans la
mer, de manière à ne perdre aucune portion de chaleur par l'évaporation. (*Note du traducteur.*)

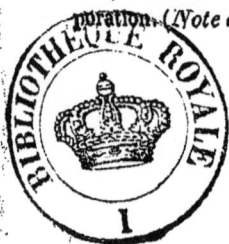

7

constant d'une seule immersion , j'ai eu souvent
l'occasion de remarquer que la même personne ,
en retournant plusieurs fois dans l'eau , est devenue à la fin si faible, que c'était avec bien de
la peine qu'elle pouvait regagner le chariot couvert dont il a été question page 70 ; et elle con-
tinuait d'être affectée de maux de tête , de frissons et de lassitudes pendant le reste du jour.

En quittant le bain, j'ai souvent remarqué et
fait remarquer à d'autres , que, si un membre ,
tel qu'une cuisse , une jambe , ou tout le corps,
sont plongés de rechef dans l'eau , on éprouve
une plus grande sensation de froid que la première fois qu'on s'est plongé dans la mer. Il y a
plusieurs raisons de croire que, lorsqu'on passe
subitement dans un milieu plus dense et plus
froid, il se fait un effort dans l'économie animale pour produire la chaleur ou pour résister
à l'action du froid. La continuation de cette
action pendant quelque tems, après qu'on a
quitté le bain , fait qu'on éprouve, dans la seconde immersion , une plus forte sensation de
froid que dans la première. Sans prétendre connaître la vraie cause de cet effort, il s'accorde
assez avec les lois de l'économie animale, aussi
bien qu'avec les faits , pour que nous supposions
que sa répétition fréquente , comme toute autre

action énergique du système, doit être suivie de faiblesse.

Si l'on reste pendant quelque tems complètement immergé dans l'eau, on n'éprouvera point ces effets débilitans. Le docteur Currie, dans l'intéressante narration qu'il fait des effets d'un naufrage sur quelques marins qui furent jetés sur un banc de sable, à l'embouchure de la rivière Mersey, nous donne un exemple frappant des suites bien différentes qui résultent d'une immersion long-tems continuée dans l'eau, ou d'une exposition alternative dans l'eau et à l'air. Ces marins restèrent pendant vingt-trois heures, dans le mois de décembre, accrochés à la carcasse d'un vaisseau. La portion du débris du navire à laquelle ils s'étaient attachés, ayant une direction inclinée, les hommes de l'équipage qui étaient placés dans la partie la plus élevée du vaisseau étaient hors de l'eau, mais ils étaient de tems en tems couverts par les lames et exposés à un vent perçant, tandis que les autres étaient presque constamment immergés dans l'eau. Les deux maîtres qui se trouvaient placés dans la partie supérieure, hommes vigoureux, dans la force de l'âge, et accoutumés aux fatigues, moururent dans la nuit ; tandis que les autres hommes de l'équipage, parmi lesquels se trou-

vait un nègre, furent tous sauvés, excepté un ;
et se rétablirent parfaitement.

L'exemple des guides, qui, dans la plupart
des endroits où l'on prend des bains, restent
souvent pendant plusieurs heures de suite dans
l'eau sans en éprouver aucune incommodité majeure, prouve que les personnes bien portantes
peuvent rester impunément immergées dans
l'eau à la température de la mer, pendant un
tems considérable.

C'est pourquoi ceux qui prennent des bains
pour raison de santé, doivent se pénétrer qu'il
est plus sûr de rester pendant quelque tems
complètement immergé dans l'eau, que de s'y
plonger à plusieurs reprises. En effet, j'ai souvent remarqué que la réaction est beaucoup plus
puissante, et la chaleur à la surface du corps
beaucoup plus vive, après être resté sous l'eau
environ une minute, que lorsque l'immersion
n'est qu'instantanée. La répétition des immersions, et leur continuité, doivent être réglées
d'après la constitution particulière et l'état de
santé des différens individus. Leur durée et leur
fréquence doivent être augmentées à proportion
de la force que la pratique du bain procurera au
corps, et que les effets du passage d'un milieu
dans un autre seront affaiblis par l'habitude.

On conseille ordinairement de plonger la tête
la première, quand les circonstances le permet-
tent, comme la meilleure manière de prendre
les bains. Il est difficile de découvrir le principe
sur lequel cette méthode est fondée, ou les effets
qu'on suppose en être la suite. Ce n'est certai-
nement pas là le mode qu'indique la nature.
Une personne qui a envie de se baigner, pour
raison de propreté ou pour son plaisir, dont
l'esprit est affranchi de tout préjugé, en arrivant
au bord de la mer ou d'une rivière, se déshabillera et marchera tranquillement dans l'eau
jusqu'à ce qu'elle se trouve à une profondeur
convenable. Quelle est donc la raison qui pourrait engager ceux qui se baignent, pour augmenter leurs forces ou recouvrer leur santé, à
faire cet effort violent, qui n'est pas naturel? Il
est vraiment difficile d'en rendre compte. Cependant je suis porté à croire que plusieurs espèces de maux de tête attribués aux bains, doivent vraiment leur origine à ce mode d'immersion
précipitée.

Il ne serait point étonnant qu'une personne
se plaignît de maux de tête après être restée une
demi-minute les jambes en l'air, n'étant pas accoutumée à cette position. L'action de se plonger
la tête la première dans la mer y ressemble beau-

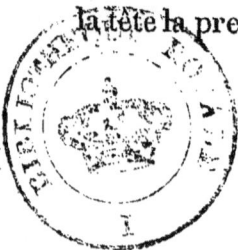

coup. Les efforts qu'on est obligé de faire pour retenir son haleine, dans cette manière de se baigner, tendent aussi à accumuler une trop grande quantité de sang dans la tête.

J'ai plus d'une fois entendu, particulièrement des personnes du sexe, témoigner beaucoup de répugnance, et même d'horreur, à la seule idée d'être ainsi jeté tout à coup dans l'eau par les guides, la tête la première. Il est probable que quelques individus employés au service des baigneurs, mus peut-être par quelques fausses idées de donner plus de prix à leurs services, en occasionant quelquefois cette espèce de peur à ceux qui les emploient, ont établi et continué cette pratique ; mais leur vrai devoir et leur utilité ne doit consister qu'à prendre soin qu'aucun accident n'arrive aux personnes timides ou imprudentes, en descendant ou en montant dans la machine à baigner, ou pendant le tems qu'elles restent dans l'eau.

Lorsqu'on se baigne, il est nécessaire de mettre la tête et tout le corps sous l'eau le plus vite possible ; mais il n'est pas d'une nécessité absolue de mettre la tête la première. Le baigneur doit, étant soutenu par le guide, s'il est timide, descendre promptement l'escalier de la machine, s'abaisser ou se courber, jusqu'à ce que tout son

corps, y compris la tête, se trouve couvert d'eau.
Plus on le fera promptement, moins la respiration sera convulsive; ce qui est toujours fatigant
et désagréable lorsque la moitié du corps est sous
l'eau, et que l'autre reste exposée à l'air. Pour
les raisons que nous avons déjà données, les personnes les plus faibles se trouveront mieux si
elles sortent de l'eau immédiatement après y être
restées un tems convenable, que si elles persis-
taient à répéter les immersions de la partie supérieure du corps.

Quoique durant la saison des bains l'air soit
un milieu plus chaud que la mer, une personne
qui sort du bain ne peut être considérée comme
rendue à la température dans laquelle elle est
habituée de vivre, jusqu'à ce qu'elle ait repris
ses habillemens; c'est pourquoi, moins on met-
tra de tems à passer ses habits, surtout à couvrir
la partie supérieure du corps, plus le retour de
la chaleur sera prompt et rapide. Le tems de
s'habiller, toujours long à cause du mouvement
de la machine à baigner, fait que même les plus
vigoureux éprouvent toujours un fort frisson
qui, chez les personnes plus délicates, approche
d'un état de convulsion.

Il y a un moyen facile d'éviter une grande
partie de ces sensations désagréables, c'est de

s'envelopper tout le corps d'une ample couver-
ture de laine, immédiatement à la sortie de l'eau.
Enveloppé ainsi, on peut être tranquille jusqu'à
ce que la machine soit entièrement sortie de
l'eau; on peut alors s'habiller à son aise. La flanelle absorbe promptement toute l'humidité superflue qui reste adhérente à la surface de la
peau, et rend inutile l'ennuyeux procédé de s'essuyer, tandis qu'en même tems elle prévient
complètement toute perte de chaleur par l'évaporation ou par le contact successif de nouvelles
portions d'air froid. On ressent alors un sentiment de chaleur, accompagné d'une démangeaison de la peau dont j'ai entendu les personnes,
même les mieux portantes, se plaindre, comme
étant insupportable; mais les personnes les plus
faibles, en adoptant ces moyens simples, peuvent être certaines qu'elles se trouveront plus
à leur aise après le bain, qu'elles ne l'auraient
été si elles eussent suivi l'usage ordinaire.

Il est moins nécessaire qu'on ne le pense communément, de bien sécher la surface du corps
après avoir quitté le bain; la nécessité de reprendre promptement ses vêtemens est incom-
patible avec l'ennuyeuse habitude de s'essuyer,
et est d'une bien plus grande importance. L'utilité qu'on doit attendre de la cristallisation des

particules salines sur la surface cutanée, et la
certitude qu'on a de pouvoir rester mouillé d'eau
de mer sans aucun danger, comme nous l'avons
déjà fait remarquer, prouve qu'on peut se dispenser de s'essuyer le corps après le bain.

Il est convenable, après s'être baigné, de prendre un léger exercice; mais les personnes convalescentes et faibles doivent se garder de pousser
trop loin cet exercice, surtout si elles sont exposées aux rayons du soleil, qui pourraient produire une transpiration et un degré de lassitude
sensible.

Si l'on s'est mis dans le bain étant dans un état
de santé qui ne permettait pas d'en faire usage,
ou qu'on y soit resté trop long-tems; que la sensation de froid et les frissons continuent au point
de devenir douloureux ou alarmans, on doit,
sans délai, se mettre dans un lit chaud, et s'appliquer sur le creux de l'estomac une vessie rem-
plie d'eau chaude. On doit se rappeler que ce
dernier moyen est le plus efficace pour rendre la
chaleur au corps vivant, dans tous les cas où le
hasard ou la nécessité l'a exposé à un froid long
et intense : excepté ces circonstances, l'usage de
se mettre au lit après le bain est toujours nuisible.

Il y a des personnes qui ne reprennent pas

leur température habituelle lorsqu'elles ont pris un bain le matin ; et dont les pulsations du pouls ne reprennent leur rythme ordinaire qu'après le déjeuner. L'effet que produit le thé chaud (avec lequel on déjeune en Angleterre) dans l'estomac, est parfaitement analogue avec ce qu'on vient de dire sur l'application de l'eau à l'extérieur. Si ceux qui se baignent vers midi se sentent un frisson à la sortie du bain, ils éprouveront le même bien-être en prenant une tasse de bouillon, de chocolat, ou d'infusion chaude d'écorces de citron, de gingembre et de cannelle : on trouvera que chacune de ces infusions est tout aussi efficace qu'un cordial déguisé sous forme de potion médicinale.

Il paraîtrait superflu de se récrier contre l'usage de s'entasser en grand nombre dans la même baignoire, si je n'avais entendu des dames se plaindre (car cet usage parmi le beau sexe vient de l'idée qu'il a que la société l'encourage) qu'en pareille situation elles se sentaient oppressées au point d'éprouver des vapeurs. Tout le monde a dû éprouver les sensations désagréables qui arrivent lorsqu'on est resté en grand nombre, pendant plusieurs heures, dans un petit appartement, particulièrement en été, quand l'air n'est pas renouvelé par l'action du feu. Mais l'air doit être proportionnément plus corrompu par cinq ou six personnes entassées les unes sur les autres, pour peut-être plus d'une heure, dans la petite capacité d'une baignoire dont la construction empêche totalement le renouvellement de l'air, si nécessaire à la conservation de la vie.

L'usage du bain doit être généralement réglé d'après la force de la constitution. On pense qu'il suffit, aux personnes bien portantes, de se baigner de deux jours l'un. Les bains journaliers produisent fréquemment un état de lassitude, accompagné de dépérissement manifeste du corps; mais s'il n'existe aucune autre circonstance, on s'aperçoit que ces symptômes affaiblissans disparaissent en en cessant l'usage, et qu'ils sont suivis d'une augmentation de vigueur *.

Il n'est pas rare, après s'être baigné, d'être attaqué de quelques légers maux de tête; ces douleurs, qui suivent le bain, paraissent être de deux espèces, qu'on peut attribuer à différentes causes.

Dans l'une, on ressent une sorte de pesanteur de tête, accompagnée quelquefois de soupirs et d'un gonflement apparent des yeux. On doit ob-

---

* Les personnes bien portantes peuvent prendre un bain chaque jour, si elles ne restent que peu de tems immergées dans la mer.
(*Note du traducteur.*)

server que le cerveau est, proportionnellement au reste du corps, beaucoup plus volumineux chez l'homme que chez les autres animaux ; de manière qu'il n'y a pas moins de la sixième partie de toute la masse du sang qui circule constamment dans cet organe. Non-seulement l'enveloppe des vaisseaux qui se ramifient dans le cerveau est plus mince, mais comme elle existe au milieu d'une masse tendre et pulpeuse, elle est privée du soutien que donnent aux autres veines et artères du corps les parties qui les environnent. L'épaisseur de la substance du cerveau tend aussi à empêcher que les vaisseaux situés dans les parties les plus intérieures soient influencés par les variations de la température extérieure aussi aisément que ceux qui sont répandus sur la surface du corps. De là il résulte que, pendant que les vaisseaux sanguins de la surface du corps, en général, sont resserrés par la température du bain, une plus grande portion du fluide vital se porte vers le cerveau, et donne lieu à ce qu'on appelle, en terme technique, congestion. Peu de tems après, il se rétablit dans son équilibre ordinaire, et ce sentiment de pesanteur se dissipe.

Quelquefois, cependant, l'enveloppe des vaisseaux sanguins cède à l'augmentation de l'impé-

tuosité de la circulation ; et il s'en est quelquefois
suivi des paralysies , et même des apoplexies fatales, au moment même où l'on entrait dans le
bain froid. Les personnes qui éprouvent habituellement des maux de tête , doivent bien faire
attention aux dangers auxquels elles s'exposent
en prenant des bains froids. Si d'autres circonstances , relatives à l'état de leur santé , les engagent à en faire usage , elles ne doivent, pour aucune raison , négliger de se faire tirer un peu de
sang en se faisant appliquer les ventouses ; moyen
le plus efficace qu'on puisse employer pour prévenir ces accidens. Si les pesanteurs de tête continuent encore après le bain , il faut en cesser
l'usage.

La seconde espèce de maux de tête attaque
principalement les personnes les plus faibles et
les plus délicates , particulièrement celles du
sexe; et quelquefois même les plus robustes,
quand elles ont eu l'imprudence de rester trop
long-tems dons l'eau. Le siége du mal est ordinairement à la partie postérieure de la tête , qui
semble être glacée. Cette douleur paraît analogue aux maux de tête , qui sont un symptôme ordinaire des affections hystériques, ou qui accompagnent les frissons de la fièvre d'accès, et à ceux
qu'on éprouve après l'ivresse , et qui paraissent

être le résultat d'un engourdissement général du système, produit par un trop grand degré de froid du bain, relativement à la vigueur de la constitution. On peut, en général, y remédier par tout ce qui tend à exciter graduellement l'action de l'estomac, comme quelques gouttes d'alcohol de lavande, ou de teinture martiale, prises chaque jour dans une tasse d'eau chaude. On peut généralement prévenir cette douleur en se couvrant la tête d'un épais bonnet de laine, immédiatement après le bain. Cette dernière espèce de céphalalgie ne doit pas, comme celle que nous venons de décrire, empêcher de faire usage du bain; car, à proportion que le système prendra de la vigueur, on s'apercevra d'une diminution graduelle de cette céphalalgie.

Pour prévenir ces différentes espèces de céphalalgies, il est également nécessaire de se mouiller toute la tête aussitôt qu'on entre dans le bain. Si l'on désire retirer du bain des effets salutaires, on ne doit jamais entrer dans l'eau ayant la tête enveloppée. Le docteur Cullen, dans ses leçons, rapportait ordinairement l'histoire d'une dame qui, après le bain, était constamment tourmentée de maux de tête violens, de pesanteurs et autres symptômes qui approchaient de l'apoplexie, quoiqu'à tous autres égards l'usage des bains froids lui fût d'une utilité reconnue. Après examen, il s'aperçut qu'elle avait l'habitude de ne pas se mouiller la tête. Lorsqu'elle eut ensuite occasion de faire de nouveau usage du bain, le docteur lui conseilla de se mouiller la tête, et de l'immerger avec tout le reste du corps. Cet avis fut suivi, et elle continua de se baigner non-seulement sans éprouver aucune espèce d'incommodité, mais même avec avantage. J'ai vu plusieurs exemples de personnes qui furent entièrement exemptes des céphalalgies qu'elles éprouvaient après le bain, lorsqu'elles eurent cessé l'usage de serre-têtes en taffetas gommé. Une personne nous a donné un exemple frappant de l'intime connexion qui existe entre cette indisposition et l'exposition de la surface extérieure de la tête à l'action de l'eau; si elle s'enveloppait les oreilles avec un serre-tête, elle ressentait une céphalalgie, qu'elle n'éprouvait point lorsqu'elle les laissait à découvert. La mode actuelle a heureusement banni l'usage de la pommade et de la poudre, qui obligeaient à se servir de serre-têtes imperméables, qui, dans ce cas, devenaient nécessaires, et qu'on n'a plus de raisons de porter maintenant. On ne doit pas craindre de s'enrhumer pour s'être mouillé les cheveux; au contraire, la fraîcheur qui en résulte doit être regar-

dée comme une prévoyance de la nature contre
les inconvéniens qui pourraient arriver si la tête
n'était pas rafraîchie comme les autres parties du
corps par l'immersion momentanée dans le bain
froid.

La gaîté, l'augmentation de l'appétit qu'on
éprouve, en général, dans les voyages sur les
côtes de la mer, et l'exemption de toute occupa-
tion sérieuse, sont des motifs puissans pour se
livrer aux plaisirs de la table. Il serait inutile de
vouloir prescrire un régime strict pendant qu'on
prend les bains ; mais le but de ces observations
ne serait pas rempli, si j'oubliais de faire remarquer le danger que l'on court en faisant des excès dans le boire ou le manger. Le danger de se
baigner le matin, après avoir fait quelques excès
la veille, équivaut presque au danger de se
mettre dans l'eau pendant que le corps se rafraîchit à la suite d'un violent exercice, ainsi que
nous l'avons déjà observé. La faiblesse et l'engourdissement général du système, qui suivent
l'usage immodéré des liqueurs fortes, ne peuvent
manquer d'augmenter par l'immersion du corps
dans l'eau froide. Se plonger dans la mer au milieu d'un paroxysme occasioné par l'ivresse, serait moins dangereux que de se baigner dans le
moment où le corps fait effort pour revenir à son

état ordinaire, à la suite des excès qu'on a faits.
On ne peut guère espérer que les personnes qui
vont prendre les bains se privent de faire, de tems
en tems, quelques excès, et n'outrepassent jamais les bornes de la modération : mais, après
quelques écarts des règles de la tempérance, la
prudence commande de discontinuer pendant
quelques jours l'usage des bains. Mes observations personnelles me portent à conclure qu'il ne
se passe pas d'année qu'il n'y ait des victimes,
pour avoir négligé de prendre les précautions
nécessaires.

La danse est, en grande partie, l'amusement
général des endroits où l'on prend les bains de
mer. Sans insister sur les dangers que courent les
femmes délicates en s'exposant, au milieu de la
nuit, au serein, dans l'état de transpiration qui
suit toujours un exercice aussi violent que celui
de la danse, dans des endroits où l'air est toujours
échauffé et corrompu par le concours d'un grand
nombre de personnes et de lumières, je dois
faire observer qu'il est impossible que la force
vitale soit assez rétablie par un sommeil court
et interrompu, pour rendre l'usage du bain froid
salutaire et prudent le jour suivant.

Le même argument tend à prouver le danger
qu'il y aurait à se baigner après un voyage long

et fatigant. Les exemples suivans, qui sont à ma
connaissance, suffisent pour prouver combien
il est dangereux de se baigner après que le corps
a été exposé à l'influence combinée de la fatigue et des excès en boisson. Un homme engagé
dans une partie de chasse, ayant prolongé cet
exercice jusqu'au soir sans prendre aucuns ra-
fraîchissemens, épuisé par la faim et la fatigue,
soupa légèrement, et, sans outre-passer la
quantité ordinaire de sa boisson, se trouva dans
un état d'ivresse dû, en grande partie, à l'absti-
nence qu'il venait de faire. Le lendemain matin,
croyant faire cesser les effets et l'engourdissement
qui suivent ordinairement ces excès, il se détermina à prendre un bain. Au moment où il sortit de l'eau, il lui sembla, pour me servir de sa
propre expression, que sa tète était prête à faire
explosion. Ce ne fut qu'avec les plus grandes
difficultés qu'il put regagner la baignoire. Un
mal de tête intense, accompagné d'engourdisse-
mens douloureux dans tous les membres, et
d'un dégoût total pour toute espèce de nourriture, dura toute la journée; ce ne fut qu'après
plusieurs semaines qu'il fut débarrassé de cette
espèce de stupeur et que sa santé se rétablit. Si
cette personne eût été plus avancée en âge, une
mort subite, occasionée par la rupture de quel-

que vaisseau sanguin du cerveau, aurait probablement été la suite de son imprudence.

Il est encore nécessaire d'apporter de plus am-
ples modifications relativement au degré de chaleur requis dans l'usage des bains pour les appro-
prier aux différens états de santé chez les personnes mal portantes. Je n'ai jamais vu qu'on ait
cherché à obtenir une température moyenne
entre celle de la mer et celle du corps humain,
qui est de 98° F. Selon moi, on ne peut assigner
aucune raison solide qui empêche de diminuer
graduellement la température de l'eau, de manière à accoutumer les personnes délicates à supporter un plus grand degré de froid. On pourrait, par exemple, diminuer la chaleur de l'eau
de 5°, de deux jours l'un, commençant à 90°, et
finissant à 65, et diminuer le tems de l'immersion à proportion de la diminution de chaleur.
On s'apercevrait alors à peine de la transition de
ce dernier degré de chaleur à celui de la mer. En
s'y baignant après avoir passé par ces gradations,
on obtiendrait des avantages au lieu des incommodités qui suivraient l'immersion dans la mer à
sa température ordinaire, sans avoir pris les
précautions nécessaires.

Un bain tant soit peu plus chaud que l'eau de
mer, deviendrait probablement salutaire aux

enfans. On pourrait en outre, par ce moyen, les engager peu à peu à se plaire dans l'eau ; tandis que, suivant la manière actuelle de les baigner, ils semblent entrer en convulsion par la peur qu'ils ont au moment où l'on va, malgré eux, les plonger dans la mer. On peut à peine supposer que la faiblesse de leur organisation puisse leur permettre de souffrir impunément la répétition fréquente de semblables agitations du corps et de l'ame.

La sensation occasionée par les douches prouve au moins, selon moi, qu'elle est beaucoup plus pénible et désagréable que la secousse qu'on éprouve en se plongeant dans la mer. Ceux à qui la mer présente un objet de terreur, ou que les mauvais tems empêchent de faire usage de ces sortes de bains, retirent, sans contredit, un avantage égal en se mettant dans un bain moins froid, dans des établissemens particuliers et commodes, tels que ceux de Brighton.

J'ai connu quelques personnes délicates qui ont obtenu un avantage réel en se frottant journellement toute la surface du corps avec une éponge trempée dans l'eau de mer. On peut remplacer avec avantage l'usage des bains d'eau de mer, en se frottant la peau, jusqu'à ce qu'on ressente une chaleur agréable, avec un linge

d'une toile un peu épaisse , trempé préalablement dans l'eau salée et laissé exposé aux rayons
du soleil. Il y a tout lieu d'espérer que par l'une
ou l'autre de ces deux dernières méthodes , l'a-
vantage que nous avons dit qu'on retirerait de
l'adhérence des particules salines à la surface de
la peau, sera beaucoup plus grand *.

* Voici, en peu de mots, les règles desquelles on ne devra pas
s'écarter, si l'on veut prendre avantageusement les bains de mer
froids.

1° Les personnes d'une constitution faible et délicate, auront
l'attention de ne pas se baigner le matin à la mer, et les personnes
fortes choisiront, autant que possible, un autre moment.

2° On ne prendra un bain de mer froid que lorsque la chaleur
du corps aura été augmentée, soit par l'exercice, ou par quelque
boisson chaude.

3° Lorsque le corps aura été exposé pendant quelque tems à un
exercice forcé et à la fatigue , ou lorsqu'après avoir éprouvé une
forte transpiration , on ressentira de la lassitude, de la faiblesse ,
et un frisson, on évitera soigneusement de se mettre dans un bain
froid.

4° Lorsque le corps sera dans un état convenable de chaleur, on
se déshabillera le plus vite qu'on le pourra, et on se plongera immédiatement dans l'eau.

5° Pour retirer le plus grand avantage possible des bains de mer
froids, on doit rester très-peu de tems dans l'eau, pas plus d'une
minute ou deux , et pendant ce tems le corps doit être entièrement
immergé.

6° En sortant du bain on s'essuiera avec du linge , et on s'habil-
lera immédiatement après.

7° Après le bain on prendra un léger exercice , pour rappeler la
chaleur du corps, avec l'attention de ne pas le continuer trop long-
tems.

8e Si on a pris le bain le matin, on déjeûnera après avoir pris un léger exercice ; si on s'est baigné l'après-midi, qu'on se sente faible et qu'on éprouve un frisson partiel ou général , on prendra un bouillon ou une soupe chaude pour se réchauffer. (*Note du traducteur.*)

CHAPITRE IV.

DES MALADIES DANS LESQUELLES LES BAINS D'EAU DE MER
SONT UTILES.

———

Des deux grandes classes en lesquelles on di-
vise les maladies qui attaquent l'espèce humaine,
on peut considérer les bains d'eau de mer comme
beaucoup plus généralement applicables, comme
remède, à celles nommées chroniques, qu'à celles
aiguës. Le docteur Currie, de Liverpool, vient
de rendre un grand service à l'humanité en dé-
crivant les effets médicinaux de l'application de
l'eau froide pour arrêter les progrès des fièvres
malignes, et en déterminant les lois suivant lesquelles l'usage de ce remède, également sain et
efficace, doit être réglé. Mon intention, maintenant, n'étant nullement d'intervenir en aucune
manière dans la pratique de l'art médical, qui
ne peut être dirigée avec avantage que par ceux
seulement qui voient souvent les malades, je me
bornerai à déterminer les constitutions particulières, et à indiquer les états de santé délabrée

dans lesquels les effets des bains d'eau de mer ont été prouvés salutaires par l'expérience.

On a reconnu que les bains d'eau de mer étaient généralement très-utiles dans les maladies provenant de la diminution d'énergie des puissances vitales, marquée par des symptômes de langueur et de débilité. Cet état du système peut être le résultat de la faiblesse et de la délicatesse originelle de la fibre primitive, entretenues par une manière de vivre efféminée, par un régime habituellement trop irritant, ou par l'effet d'un trop grand exercice du corps ou de la pensée. Pour plus de clarté, j'indiquerai celles des maladies des deux classes (aiguës ou chroniques) dans lesquelles on doit espérer des résultats précieux de l'emploi des bains d'eau de mer.

De toutes les maladies qui proviennent d'un état de faiblesse, et qu'on apporte en naissant, on doit considérer le vice scrofuleux comme l'affection dominante dans ce pays. Les enfans atteints de cette maladie se reconnaissent à la beauté de leur peau; ils sont blonds, d'une complexion délicate, ont la lèvre supérieure grosse, et la cloison des narines épaisse. Ce vice se manifeste, dans la première jeunesse, par le gonflement des glandes du cou, qui suppurent quelquefois. Quand la suppuration se déclare , on ne les guérit qu'avec difficulté. Lorsque les glandes à travers lesquelles passent les vaisseaux absorbans des intestins deviennent le siége de cette maladie, il en résulte une maigreur qui augmente graduellement; et quoique le malade mange souvent avec voracité jusqu'au dernier moment, la maladie ne s'en termine pas moins d'une manière fatale. A l'âge de puberté, les personnes de cette constitution ont les yeux languissans; elles sont exposées à des tumeurs blanches, à des maladies des os, et à la consomption pulmonaire. Il n'y a aucun doute que les enfans nés de parens d'une constitution scrofuleuse, ne soient plus exposés que les autres à éprouver tous les symptômes de cette maladie. Mais de nombreux exemples nous prouvent suffisamment que cette affection vient souvent à la suite du régime végétal, joint au manque d'air pur et d'un exercice convenable; qu'on la rencontre parmi les enfans des marchands, des artisans, spécialement parmi ceux qui habitent les caves humides et privées d'air des grandes villes.

Le siége de cette maladie paraît être dans les vaisseaux lymphatiques et dans les glandes, qui, chez les personnes d'une constitution scrofuleuse, semblent être d'une organisation tellement déli-

cate, que le degré de froid qu'on ressent quelquefois dans ce pays les engourdit et les rend
incapables de remplir leurs fonctions. Si un scrofuleux passe dans un pays plus chaud, les symptômes de sa maladie disparaissent généralement
et se manifestent de nouveau lorsqu'il retourne
dans un pays froid. Les personnes nées aux Indes
ou en Afrique, qui habitent l'Angleterre, sont
très-exposées aux affections scrofuleuses; et même
les animaux des régions plus chaudes, que l'on
apporte dans ce pays, éprouvent fréquemment
des affections semblables. Il n'est pas rare de voir
des tumeurs scrofuleuses situées sous le bec des
perroquets. J'ai eu occasion d'ouvrir le cadavre
de différens singes morts très-probablement de
cette maladie, et tous offraient des engorgemens
manifestes dans les glandes du poumon et des
intestins.

Je rapporte ces faits afin de prouver que les
affections scrofuleuses sont liées avec une certaine délicatesse de constitution qui, quoique
compatible avec une bonne santé, dans un climat
chaud, ne peut supporter les vicissitudes de ce-
lui-ci sans éprouver quelque dérangement dans
ses fonctions.

Quelques auteurs pensent que les scrofules
proviennent d'une acrimonie particulière des

humeurs ; d'autres attribuent leur origine à une
matière acide contenue dans l'estomac et dans
le canal alimentaire qui coagule le chile, et qui
ensuite obstrue et désorganise les glandes lymphatiques. Rien ne prouve qu'il existe une semblable matière dans les humeurs du corps vivant; les acides qui se développent dans l'estomac sont une suite d'indigestions, et on doit les
considérer plutôt comme effet que comme cause
de scrofules; cette maladie peut se développer
chez les enfans que l'on tient enfermés de manière à les priver d'air et d'exercice, à altérer
leurs fonctions digestives, et à faire passer leurs
alimens à une fermentation acide. La privation
d'un air convenable et d'exercice donne lieu à
cette maladie chez les jeunes animaux auxquels
on ne peut supposer une disposition héréditaire
à une semblable affection. J'ai vu, dans une collection de lapins apprivoisés et élevés dans un
endroit clos, un grand nombre de ces animaux
atteints d'ulcères scrofuleux de la plus mauvaise espèce, qui devenaient si dangereux, que
le propriétaire m'assura qu'il était impossible de
continuer à les propager pendant un certain
laps de tems, sans les renouveler, en introdui-
sant parmi eux des individus sauvages de la
même espèce. D'après ces principes, les scro-

fûles sont produits par un état particulier de l'organisation qui nous donne l'espoir bien fondé de faire disparaître cette maladie, par un changement total dans la manière de vivre. On y parviendra, en vivant dans un air pur et sec, en usant d'alimens de facile digestion, pris en quantité telle, que la digestion puisse s'en faire aisément, et surtout en prenant autant d'exercice en plein air, que les forces de la constitution peuvent le permettre. En persistant long-tems dans l'emploi de ces moyens, sans avoir égard au tems qu'il fait, on s'accoutumera graduellement (même les personnes de la constitution la plus délicate) à supporter impunément les vicissitudes de la température d'un climat aussi variable que le nôtre.

On peut juger, d'après ces observations, combien il est peu convenable de placer dans des écoles, les enfans qu'on envoie sur les côtes de la mer, dans l'intention d'éloigner d'eux quelques vices de cette nature. On doit au contraire, non-seulement leur permettre, mais les encourager à rester presque toute la journée au grand air; et en même tems leur esprit doit être libre et entièrement exempt de toute espèce de gêne et d'application.

Le docteur Hamilton, de Lyn, a observé que

le vice scrofuleux se trouvant très-répandu dans le voisinage de ce port de mer, il ne peut croire que l'eau et l'air de la mer soient des spécifiques aussi infaillibles qu'on le dit contre cette maladie *.

Quoique la médecine ait quelques remèdes spécifiques contre les maladies provenant de certains virus, je ne pense pas que nous puissions, dans la véritable acception du mot, appeler spécifiques les moyens qu'on peut employer pour changer ou modifier un état particulier de la constitution. On doit attribuer la fréquence des maladies scrofuleuses que l'on observe à Lyn, à l'humidité qui règne dans cette ville, et à sa situation dans un endroit bas, circonstances toujours favorables au développement de cette maladie.

Si les enfans scrofuleux nés dans son voisinage sont envoyés à Mulvern, ou dans tout autre endroit où l'air soit pur, ils recouvrent presque toujours la santé. L'air et l'eau de ces lieux ne devront cependant pas être considérés comme spécifiques des scrofules. Ce qu'il y a de certain, c'est que le changement d'air amène la guérison, d'après les observations que jai été

* See Observations, on scrofulous affections, by Richard Hamilton, D. M. London, 1791.

à même de recueillir, de tumeurs scrofuleuses dissoutes, d'ulcères scrofuleux guéris après un séjour dans un lieu bien choisi sur la côte, et après avoir pris les bains de mer, je puis assurer que des scrofuleux habitant une grande ville qui iront respirer l'air pur de la mer, et qui feront en même tems usage des bains, prendront les meilleurs moyens de donner à leur constitution cette force et cette vigueur nécessaire pour vaincre cette espèce d'action morbide du système lymphatique.

Lorsque les scrofuleux vont prendre les bains de mer, il arrive souvent que leurs ulcères s'agrandissent et paraissent s'aggraver, quelque tems après leur arrivée sur la côte, et cet état de leurs ulcères est probablement l'effet d'une activité nouvelle des vaisseaux sanguins, qui change l'inflammation faible et languissante particulière aux ulcères scrofuleux, en une inflammation active et salutaire, qui produit une suppuration, qui déterge la surface et les bords de la plaie ; lorsque la nature a complété ce travail, l'ulcère, quoi qu'il se soit agrandi, se nettoie et guérit généralement bien.

Les différens symptômes de la maladie scrofuleuse peuvent nécessiter quelques modifications dans le mode de prendre les bains de mer.

Lorsque les tumeurs sont situées au cou, outre
les bains et l'eau de mer prise à l'intérieur, pour
l'usage desquels on trouvera des règles particulières sous différens titres, il résultera toujours
un bon effet de tenir habituellement les glandes
couvertes d'un linge humecté d'eau de mer.
Quand la lèvre supérieure et les narines sont
très-gonflées, il faut les bassiner fréquemment
avec l'eau de mer.

Si l'affection scrofuleuse se manifeste par une
ulcération superficielle sur le cuir chevelu, on
doit le raser et le laver fréquemment avec une
éponge trempée dans l'eau de mer tiède. Les enfans atteints d'écrouelles ont souvent une très-
belle chevelure : quoiqu'on la regarde comme
un ornement, les parens qui consultent le bonheur de leurs enfans ne doivent point la laisser
trop longue ; car on observe que les enfans qui
ont de fort longs cheveux sont, en général, pâles
et livides.

Cette maladie se manifeste quelquefois par le
gonflement et la rougeur des paupières, accompagnés de petits ulcères. Dans ce cas, l'efficacité
du bain sera augmentée si on tient les yeux ouverts tandis qu'on est sous l'eau. On éprouve
d'abord quelques difficultés ; mais, avec de la
persévérance, la pratique en devient facile,

Dans ce qu'on appelle vulgairement tumeurs blanches des articulations, ou dans le gonflement des os accompagné d'ulcères, qui, lorsqu'il se manifeste aux doigts ou aux orteils, prend le nom de *spina ventosa*, la partie affectée doit être constamment enveloppée de compresses mouillées d'eau de mer, qu'il faut, aussitôt qu'elles sont sèches, humecter au moyen d'une éponge sans les ôter. Dans les tumeurs blanches, on a trouvé que l'application de l'eau de mer au moyen d'une pompe était avantageuse. L'utilité de ce mode de l'employer a été supposée dépendre de l'excitement, et de l'espèce de vibration interne produite dans la tumeur par le choc du jet d'eau.

Dans les affections scrofuleuses des articulations, l'amputation du membre ne produit ordinairement aucun effet avantageux : la maladie se développant presque toujours, peu de tems après l'opération, dans une autre partie du corps ; tandis que si les ulcères continuent à suppurer, ou que l'articulation devienne roide, ankilosée, le malade peut encore vivre pendant un certain nombre d'années. J'ai dernièrement vu un jeune homme de douze ans auquel on avait fait l'amputation de la cuisse pour le guérir d'une tumeur blanche au genou ; l'amputation parut être faite avec le plus grand succès, mais en moins de trois mois les vertèbres du dos devinrent malades et occasionèrent la mort de ce jeune homme.

Lorsque les os sont tellement affectés par la carie, que les ulcères ne peuvent se guérir sans exfoliation, cette marche lente de la nature peut être accélérée par des bains généraux et partiels d'eau de mer.

Le docteur Russel a observé que la suppuration des ulcères scrofuleux est augmentée les jours où le malade se baigne, et diminuée lorsqu'il prend l'eau de mer à l'intérieur comme purgatif.

Lorsque les glandes mésentériques, à travers lesquelles passent les vaisseaux absorbans des intestins, deviennent le siége de l'affection scrofuleuse, on le reconnaît à la tuméfaction de l'abdomen, qui est dur au toucher; à un appétit généralement vorace, accompagné d'un grand dépérissement qu'on nomme atrophie ou marasme. On doit rarement conseiller le bain dans ce cas. On retirera plus d'avantages de l'usage intérieur de l'eau de mer; mais, lorsque la maladie est avancée, il est rare qu'on puisse la guérir.

Les parens remarquent ordinairement un accroissement d'appétit chez leurs enfans comme une preuve d'amélioration dans leur santé. S'ils s'aperçoivent que cet appétit insatiable est suivi d'un plus grand développement de l'abdomen, ils doivent alors se tenir sur leurs gardes.

J'ai été à même d'observer dernièrement plusieurs cas de cette maladie, dont les suites fâcheuses ont été prévenues par un régime sévère. Il faut, pour le faire observer, une résolution ferme des parens, de résister aux plaintes de leurs enfans, qui crient la faim. La conservation de ce qu'ils ont de plus cher dépend de l'observation stricte du régime.

Le meilleur moyen de réussir à leur faire observer le régime, est de le rendre simple et uniforme. Il consiste en alimens qui ne soient pas propres à exciter l'appétit ; dans l'espace de peu de jours, la cessation des plaintes et des lamentations des enfans atteints de cette espèce d'affection scrofuleuse encouragera les parens judicieux à persévérer. Dans cette maladie, les purgatifs ne procurent qu'un soulagement momentané ; on ne peut espérer de guérison qu'en retranchant une partie des alimens que les malades désirent prendre.

Il n'est pas ici hors de propos de rapporter que j'ai vu dernièrement un cas, et j'en connais plusieurs autres, où des ulcères scrofuleux d'une

étendue considérable guérirent par l'usage journalier de deux cuillerées à soupe de suc récemment exprimé du *sium nodiflorum*, mêlé avec
une égale quantité de lait. Ce remède ne produit
aucun effet sensible sur la constitution du sujet
qui en fait usage; il entretient seulement la liberté du ventre *.

Je cite l'opinion d'un homme respectable et
bon observateur, le docteur Mackensie, sur l'u-
tilité d'accoutumer les enfans, dès leur premier
âge, à faire usage des bains de mer.

« Le meilleur moyen de prévenir le rachi-
» tisme, les maladies scrofuleuses et les hernies,
» maladies auxquelles sont sujets les enfans dans
» cette île, serait d'introduire l'usage de leur
» plonger tout le corps chaque matin dans l'eau
» froide, de les bien sécher, et de les habiller
» immédiatement après leur sortie de l'eau. On
» ne devrait cependant commencer cette pra-
» tique que quelques mois après leur naissance;
» avant ce tems, la transition de la chaleur
» du milieu dans lequel vivait le fétus, à l'ex-
» trême rigidité d'un bain d'eau froide, serait
» trop prompte. »

Si l'enfant, en sortant du bain, a chaud et a

* Ces faits ont besoin d'être vérifiés. (*Note du traducteur.*)

l'air vif, cette immersion ne présente aucun
danger ; mais s'il reste frileux et pâle pendant
une grande partie de la journée, on devra suspendre l'usage des bains pendant quelque tems,
et on en essaiera de nouveau l'usage lorsque les
enfans seront plus forts *.

* Si les bornes que je me suis prescrites me le permettaient, je
rapporterais un grand nombre d'observations, de guérisons de
maladies scrofuleuses, d'engorgemens des glandes du cou, du
mésentère (carreau), jusqu'alors rebelles, de vices de conformation
du tronc et des membres, opérées par les bains de mer, les douches, continués pendant plus ou moins long-tems.

Nous voyons, chaque année, de jeunes personnes faibles, lymphatiques, parvenues à l'époque de la révolution de l'âge, éprouvant un commencement de déviation de la colonne épinière,
venir prendre les bains et respirer l'air de la mer. Lorsqu'elles y
mettent de la persévérance, qu'elles les prennent avec précaution
et que ces moyens sont secondés par un régime et des médicamens convenables, il est rare qu'elles n'obtiennent pas une guérison radicale, si toutefois on les administre dans une période peu
avancée de la maladie. Lorsque les déviations sont considérables,
anciennes, les bains de mer sont alors insuffisans et ne peuvent
qu'aider les moyens mécaniques qu'on emploie avec tant de succès depuis quelques années, en développant et augmentant la
force musculaire et l'énergie de tous les organes, en activant la
circulation du sang. A mesure que les parties déviées reviennent
à leur état normal, on prévient le retour des déviations, et on
consolide leur guérison obtenue dans les établissemens orthopé-
diques.

Je pourrais rapporter des observations constatant la guérison de
plusieurs individus atteints d'un commencement de luxation spon-
tanée du fémur, dépendant du vice scrofuleux, et guéris par
l'usage, long-tems continué, des bains de mer, des douches,
secondés par un bon régime, le repos et les remèdes convenables.

(*Note du traducteur.*)

On suppose généralement que la maladie qu'on
appelle *rachitis* a commencé à se manifester en
Angleterre au commencement du seizième siècle.
Elle est maintenant sur son déclin. Il n'y a pas
à présent un aussi grand nombre d'enfans rachi-
tiques qu'il y en avait il y a vingt ans. Il serait
déplacé de rechercher ici les causes de l'apparition de cette maladie et de son déclin ; mais,
lorsqu'il en paraît quelque symptôme, le bain de
mer a été considéré comme le meilleur moyen
d'éloigner la disposition qu'on peut avoir à cette
maladie *.

Les enfans sujets aux convulsions retirent ordinairement beaucoup d'avantages de l'emploi
des bains d'eau de mer ou des bains froids. Dans
le premier période de la vie, les convulsions
viennent souvent à la suite d'une accumulation
de matières muqueuses dans les intestins, qui est
ordinairement accompagnée de vers. Avant de
commencer l'usage du bain, on doit nettoyer les
intestins des enfans en leur administrant soit un
purgatif mercuriel, soit l'eau de mer. L'expérience du docteur Currie, sur l'utilité des bains

* Le rachitisme, qui a la plus grande affinité avec les scrofules,
qui présente les mêmes altérations dans le système lymphatique,
est combattu souvent avec succès par les bains de mer, le régime
diététique et hygiénique auquel on soumet les scrofuleux. (*Note
du traducteur.*)

froids dans les maladies convulsives, l'a porté à conclure que ce remède agit avec beaucoup plus d'efficacité lorsque le malade est plongé dans l'eau froide au fort du paroxysme.

Lorsque la coqueluche est dégénérée en maladie chronique accompagnée de dépérissement du corps, et d'une exacerbation de fièvre chaque soir, on se guérit fréquemment en allant habiter les bords de la mer; et, lorsque le rhume a cessé, on peut recourir avec avantage aux bains.

Les bains d'eau de mer guérissent l'épilepsie lorsqu'elle paraît avant la puberté.

L'affection convulsive nommée danse de Saint-Weit a été guérie par les bains de mer combinés avec l'usage intérieur de l'eau de mer. Plusieurs observations de traitemens heureux de cette maladie par les moyens que nous venons d'indiquer sont rapportés dans l'*OEconomia naturæ in morbis glandularum*, du docteur Russel, et dans le *Traité des Maladies nerveuses,* du docteur Whytt, qui recommande les bains de mer comme un excellent remède dans les affections nerveuses en général.

Les bains d'eau de mer calment ordinairement les accès des affections hystériques; et les personnes qui y sont sujettes supportent le choc de l'immersion dans l'eau froide beaucoup mieux que la susceptibilité apparente de leur système ne semblerait le permettre. Le meilleur remède pour cette espèce d'insensibilité produite par la respiration des vapeurs du charbon de bois, est l'eau froide jetée subitement sur la face et le cou.

Les bains d'eau de mer ont long-tems joui d'une grande célébrité pour la guérison de cette espèce de maladie convulsive qu'on nomme hydrophobie. Mais l'expérience n'a pas déterminé d'une manière assez décisive son efficacité, soit pour prévenir, soit pour guérir cette affreuse maladie, pour justifier l'omission du seul moyen préservatif qu'on puisse employer, savoir l'excision immédiate de la partie mordue, dans tous les cas où cette opération est praticable..

Un grand nombre d'espèces de cette classe nombreuse de maladies connues sous le nom d'affections nerveuses, se guérissent ou sont diminuées par les bains de mer.

Les palpitations du cœur, les indigestions, les affections hypocondriaques ou l'abattement de l'esprit, peuvent être considérées comme un symptôme de débilité générale du système nerveux. Un symptôme fréquent et destructif, qui accompagne ces maladies, est la privation du sommeil, que le bain de mer rappelle généralement.

Les céphalalgies nerveuses qu'on peut, en général, considérer comme un symptôme d'indigestion, sont fréquemment guéries par le bain *.

On rapporte plusieurs cas de constipation opiniâtre du bas-ventre, qui avaient résisté à l'action des remèdes internes les plus puissans, qui ont été guéris par une forte aspersion d'eau froide sur le bas-ventre. L'engourdissement des intestins parut cesser, et leur action naturelle être excitée par les sympathies particulières qui existent entre les surfaces internes et externes du corps. J'ai vu plusieurs personnes qui avaient observé qu'indépendamment de l'usage de l'eau à l'intérieur, probablement pour un motif semblable, l'action de leurs intestins était plus régulière pendant qu'elles faisaient usage du bain, qu'en tout autre tems.

Les personnes d'une constitution délicate, qui habitent les grandes villes, sont sujettes à une espèce particulière de mal de gorge, qui est caractérisé par le relâchement de la luette et par le gonflement des glandes situées dans l'intérieur de la gorge. La rougeur de la face, une grande indolence et une aversion pour tout exercice du

---

* J'ai recueilli plusieurs observations de guérisons de céphalalgies nerveuses, de différentes espèces de névralgies obtenues par l'usage des bains de mer. (*Note du traducteur.*)

corps, accompagnent ordinairement cette maladie. J'ai souvent remarqué qu'elle était produite par des inquiétudes d'esprit. Lorsque cette maladie arrive aux personnes du sexe, elle est quelquefois accompagnée d'une perte totale de la voix, *aphonie*, qui se manifeste souvent tout à coup. Plusieurs cas de cette maladie, qui sont venus à ma connaissance, ont toujours été guéris par une courte résidence sur les côtes et l'usage des bains. En retournant à la ville, et reprenant leurs habitudes ordinaires, ces personnes sont souvent sujettes aux rechutes. Speed, dans son *Commentarium de aquá mariná*, rapporte deux cas de cette maladie guéris par l'usage des bains de mer; et Floyer, dans son *Histoire des bains froids*, en cite plusieurs exemples. On prend quelquefois cette maladie pour une affection vénérienne de la gorge; et si le praticien, imbu de cette idée, s'obstine à continuer l'usage des spécifiques, il en peut résulter les suites les plus sérieuses, et même les plus fatales, puisque cette constitution, qui dispose à ces affections de la gorge, est incapable de supporter l'action du mercure. Plusieurs cas de pareils traitemens erronés se sont terminés de la manière la plus funeste. J'avoue avec peine en avoir vu un cas semblable, à une époque où la maladie était trop avancée pour qu'on pût y remédier.

Un état maladif particulier du système, dans lequel on retire communément un avantage marqué des bains de mer, a été si bien décrit par le docteur Saunders, que je prendrai la liberté d'employer ses propres expressions *.

« Il y a une espèce de fièvre lente et irrégu-
» lière, ou plutôt de *febricula,* dans laquelle j'ai
» souvent retiré de grands avantages de l'emploi
» des bains froids. Cette maladie attaque or-
» dinairement les personnes d'une constitution
» saine, mais qui mènent une vie sédentaire, qui
» ont en même tems des occupations qui, en
» captivant fortement leur attention, exigent un
» grand exercice de la pensée, et occasionent
» une espèce de malaise. Ces personnes ont cons-
» tamment le pouls plutôt accéléré que naturel,
» les mains chaudes ; elles passent les nuits sans
» dormir ; leur appétit est diminué sans qu'il y
» ait aucun dérangement considérable dans les
» organes digestifs. Ce désordre peut continuer
» pendant long-tems, d'une manière irrégulière,
» »sans empêcher entièrement leurs occupations

* *Traité des eaux minérales, des bains froids et chauds,* par Guillaume Saunders.

» ordinaires ; il les rend seulement plus gênantes
» et plus fatigantes, et conduit souvent à l'*hy-*
» *pocondriacisme.*

» Les personnes qui sont dans cet état sont
» sensiblement soulagées par l'usage des bains
» froids, et elles les supportent ordinairement
» bien. Il faudra, si on le peut, seconder leur
» effet en les éloignant de leurs affaires et de leurs
» méditations ordinaires ; ce qu'on obtiendra en
» les envoyant dans les endroits où l'on prend
» les bains. »

Quoiqu'il soit imprudent d'employer les bains
froids dans les paralysies récentes, cependant,
quand les affections de cette espèce ont duré
quelque tems, quand toute affection partielle de
la tête a cessé, et que la maladie est dégénérée
en une faiblesse chronique des parties affectées,
les malades paraissent toujours soulagés par l'u-
sage des bains de mer, qui semblent au moins
donner une vigueur momentanée à leurs membres débiles. Un praticien intelligent, qui habite
les côtes, m'a assuré qu'il avait vu des affections
paralytiques reparaître après l'usage des bains de
mer, et même des hémiplégies se changer en paralysies. C'est pourquoi les personnes qui ont eu
des attaques de paralysie ne doivent user de ce
remède qu'avec les plus grandes précautions ; je

crois cependant devoir ajouter que je n'ai jamais été témoin d'aucun accident de cette nature.

Une transpiration trop abondante, accompagnée d'un relâchement de la peau, se guérit généralement par l'usage des bains de mer. Ce relâchement de la surface cutanée est généralement suivi d'un état de mollesse de la chevelure, dans laquelle j'ai observé une grande altération pendant l'usage des bains de mer. Les cheveux des marins, qui se trouvent souvent mouillés d'eau de mer, sont généralement durs et disposés à friser. Cet effet dépend peut-être du même principe que nous avons déjà indiqué, comme produisant la contraction de la fibre animale simple des êtres animés que l'on plonge subitement dans l'eau froide.

On observe, en général, qu'un flux immodéré des menstrues, et d'autres semblables écoulemens, sont maintenus dans leurs justes bornes par l'usage des bains de mer. En fortifiant le système en général, ils tendent à prévenir le danger de l'avortement chez les personnes qui, par la délicatesse de leur constitution, y seraient exposées. Quoique j'aie connu des dames qui allaient prendre les bains de mer dans tous les tems de la grossesse, et que je n'aie jamais entendu dire qu'il en soit résulté aucun accident, il ne serait cependant pas prudent qu'une femme, dans cette situation, commençât l'usage des bains froids, auxquels elle n'aurait pas été accoutumée auparavant *.

Il n'y a peut-être pas d'état du système où l'on emploie les bains de mer comme remède, dans lequel ils fassent plus de bien ou de mal que pendant ce tems critique de la vie où la constitution de la femme entre dans sa maturité. Le bonheur et la santé du reste de la vie ne sont souvent que trop influencés par une conduite inconsidérée à cet important période de l'âge des femmes **.

Les jeunes personnes auxquelles l'usage du bain de mer fait du bien, qui éprouvent un sentiment de chaleur et une augmentation de force en sortant de l'eau, acquièrent ordinairement, par son usage, une force et une vigueur de tempérament telles, qu'il ne se dérange plus aisément après.

* L'impressionabilité des organes est tellement modifiée par l'habitude, que les baigneuses enceintes, nourrices, ou ayant leurs règles, peuvent impunément continuer leur service, rester cinq, six, même huit heures chaque jour dans la mer, sans qu'elles en éprouvent aucunes suites fâcheuses et que leur santé en soit nullement dérangée. (*Note du traducteur.*)

** Les bains de mer sont nuisibles dans les hémoragies actives, mais lorsqu'elles sont devenues chroniques, qu'elles proviennent d'une habitude organique morbide, leur usage, en fortifiant tout le système, en répartissant plus également les forces vitales, fait cesser fréquemment ces sortes de pertes. (*Note du traducteur.*)

Mais, pour les femmes d'une constitution plus languissante et plus flegmatique, qui ont le pouls faible, le teint pâle, quelquefois un léger gonflement œdémateux des jambes, le bain de mer leur fait souvent beaucoup de mal et augmente leurs indispositions. Ce sera sans doute une consolation pour ces personnes de savoir que ces indispositions sont presque toujours guéries par l'usage des bains d'eau de mer chauds; et qu'après ceux-ci, les bains d'eau de mer froids, employés d'après de bons avis, suivis d'exercices, et aidés, s'il est nécessaire, de quelque remède convenable, peuvent être employés avec beaucoup d'avantage pour fortifier leur tempérament *.

Les fièvres intermittentes, après avoir duré très-long-tems et résisté à tous les remèdes ordinaires, ont été presque immédiatement arrêtées par l'immersion dans le bain froid. Avant d'avoir recours à ce remède, il faut, autant que possible, s'assurer qu'il n'y a point d'engorge-

---

* L'usage des bains de mer, secondé par un bon régime, en activant la circulation du sang, en fortifiant tous les organes, détermine souvent chez de jeunes personnes, jusqu'alors languissantes et chlorotiques, l'écoulement menstruel ou le rétablissement, lorsqu'il a été supprimé, si, toutefois, cet état n'est pas symptomatique d'une autre maladie.

On en obtient un grand succès dans la chlorose ou pertes en blanc. (*Note du traducteur.*)

ment du foie, ni des autres viscères impor-
tans *.

Les inflammations chroniques des yeux, dans
lesquelles la rougeur des paupières ou de la cor-
née n'est point accompagnée d'une douleur ai-
guë, sont fréquemment guéries par l'emploi des
bains.

J'ai par devers moi l'exemple d'une fistule la-
crymale qui s'est guérie après l'usage des bains
d'eau de mer pendant une saison.

Nous avons déjà parlé de l'efficacité de ces
bains pour diminuer la susceptibilité aux affections catarrhales chez les personnes qui, par
leur constitution, ont de la disposition à contracter ces espèces d'affections. Ce fut probablement pour récompenser le médecin Antonius
Musa, qui, comme nous l'apprend Suétone,
guérit Auguste d'une espèce d'affection catarrhale (*distillationibus ad desperationem redac-
tus*), qu'on l'honora de l'anneau d'or de l'ordre
des chevaliers, et qu'on lui érigea une statue
dans le temple d'Esculape. Nous apprenons, par

---

* Nous voyons fréquemment à Boulogne des personnes venant
du Bengale ou d'autres pays chauds et marécageux, atteints depuis
plusieurs années de fièvres intermittentes rebelles qui avaient
résisté à un traitement méthodique long-tems continué, guérir
radicalement et en peu de tems, par l'usage des bains de mer, et
en respirant l'air pur et salutaire des côtes.

le même auteur, qu'on accoutuma Auguste à se baigner dans la mer pour fortifier ses nerfs (*at nervorum causa marinis utebatur* *).

Les médecins de Rome paraissent avoir eu une opinion très-favorable de l'utilité de l'application de l'eau froide dans les différentes affections de la tête. Ils recommandaient à ceux qui étaient sujets aux vertiges ou à toute autre affection de la tête, de l'exposer chaque jour à l'action d'un courant d'eau très-froide. *Capiti nihil æquè prodest atque aqua frigida* , dit Celse, liv. I , parag. 4. Il ajoute : *Itaque is cui hoc infirmum est, percæstatem id benè largo canali quotidie debet aliquandiù subjicere* , liv. I.

Le cas suivant donne non-seulement un exemple d'une affection catarrhale invétérée, guérie

---

* M. Buchan me paraît être dans l'erreur relativement à la nature de la maladie dont Antonius Musa guérit Auguste, et relativement à l'époque à laquelle la statue de ce médecin fut érigée dans le temple d'Esculape. J'ai consulté avec soin les historiens, et je me suis assuré que l'anneau d'or a été donné à Ant. Musa, que la statue lui a été érigée pour avoir guéri Auguste d'une maladie inquiétante, incertaine, d'une issue très-douteuse, *anceps.*

Trente ans après, Auguste eut des affections catarrhales que Musa combattit avec succès par le moyen des bains froids ; mais il paraît, d'après le témoignage de Suétone, que les bains qu'il prenait étaient des bains de mer ; que ce prince se bornait à y plonger alternativement les pieds et les mains, et qu'il attendait, pour le faire, que l'eau fût échauffée par le soleil. Dion Cassius et Suétone ne font mention d'aucune récompense accordée à A. Musa à la suite de cette guérison. (*Note du traducteur.*)

par l'application de l'eau froide ; mais il est curieux en ce qu'il est tiré du premier des auteurs modernes qui ait écrit sur les bains froids, et dont l'ouvrage est maintenant difficile à se procurer.

« Les bains de tête, pris dans l'eau froide,
» guérissent aussi les douleurs anciennes de cette
» partie, les fluxions et les catarrhes chroniques.
» Car si la tête est plongée dans l'eau froide, en
» arrière jusqu'au milieu de la protubérance oc-
» cipitale, et en avant jusqu'au nez, de manière
» cependant à ne pas gêner la respiration, l'ex-
» périence a souvent prouvé qu'en y restant pen-
» dant autant de tems qu'on en emploie à réciter
» le *Pater*, la douleur de tête s'est souvent guérie,
» et les écoulemens se sont arrêtés. J'ai été con-
» firmé dans mon opinion par l'expérience qu'on
» a faite de ce mode de traitement sur un cheva-
» lier anglais nommé sir Tobie Matheus, homme
» d'une sagesse éminente, et jouissant de la con-
» fiance et de l'estime publique. Ce chevalier
» avait été tourmenté pendant vingt années d'une
» douleur insupportable à la tête, et avait au
» palais et au nez un écoulement continuel si
» abondant, qu'il ne sortait jamais sans avoir son
» mouchoir mouillé. Il fut si heureusement guéri
» de ces deux maladies, à la soixantième année

10

» de son âge, en baignant sa tête dans l'eau froide,
» qu'à l'âge de soixante-dix ans, auquel il est
» maintenant parvenu, il n'en a éprouvé aucun
» ressentiment, et jouit d'une meilleure santé
» que jamais. Pour prévenir les rechutes, il se
» plonge chaque jour la tête dans l'eau froide,
» même dans le cœur de l'hiver ; et il dit qu'il
» reçut ce conseil salutaire d'un seigneur anglais
» qui, ayant été lui-même tourmenté pendant
» long-tems de la même maladie, s'était guéri
» par ce moyen, avait guéri plusieurs person-
» nes et rétabli entièrement leur santé, au grand
» étonnement de tout le monde *. »

Personne ne penserait à envoyer un homme
atteint de la phtisie pulmonaire prendre les bains
de mer. Cependant, si l'on fait attention qu'il
existe entre une espèce de phthisie pulmonaire et
l'état scrofuleux une connexion très-intime, et
qu'en outre la délicatesse et la pâleur luisante de
la peau, qui sont les indices particuliers de la
disposition à la phthisie, peuvent être changées
par l'usage des bains d'eau salée continués pendant quelque tems, on conviendra que cette
pratique, dirigée par un médecin prudent, peut

* Dissertation médicale sur les vertus de l'eau froide, écrite en
latin par Hermand Vanderheyden, médecin à Gand, et publiée
en Angleterre en 1653.

être indiquée, avec quelque raison, comme un préservatif de cette trop fatale maladie.

J'ai reconnu que, dans l'asthme nerveux, l'emploi des bains de mer ne procure aucun avantage, sans cependant que son usage soit dangereux. Le docteur Brice, dans son *Traité de l'Asthme,* en recommande l'usage pour prévenir le retour des accès.

Dans les premières périodes de la goutte, pendant que les accès reparaissent régulièrement et que le malade jouit, dans les intervalles, de sa santé ordinaire, on peut alors sans danger faire usage des bains de mer, et en retirer même des avantages, comme moyen propre à fortifier la santé : cependant, affirmer que les bains de mer ont la propriété d'empêcher les dispositions à la goutte, de la prévenir, ou même de retarder le retour d'un paroxysme, serait un paradoxe absurde. Mais après que la constitution a été affaiblie par des attaques réitérées et irrégulières de cette maladie, si l'on se hasarde à faire usage des bains froids ou des bains de mer, on ne le fait qu'au péril de sa vie.

Les affections douloureuses des articulations, accompagnées de gonflement, qui suivent fréquemment les attaques de rhumatisme, et qu'on a quelquefois appelées rhumatismes chroniques, se guérissent généralement par l'usage du bain ; et le système, étant fortifié par cette pratique, est moins exposé par la suite aux attaques de cette maladie.

L'irritabilité et la faiblesse de la constitution, qui sont fréquemment le résultat de l'usage du mercure, sont plutôt guéries par l'air de la mer et les bains, que par tout autre moyen que je connaisse. On ne doit cependant pas en faire usage immédiatement après avoir cessé le traitement mercuriel.

L'application locale d'eau saturée de sel ou d'eau de mer a, dans quelques circonstances, complètement réussi dans ces espèces d'excroissances nommées *loupes*. On trouve un fait remarquable et bien connu, rapporté par un homme digne de foi, qui en fut lui-même l'objet, et qu'il fit insérer dans le *Gentleman's Magasine*, pour répondre au désir d'un grand nombre de personnes qui lui demandaient des renseignemens sur les moyens qu'il avait employés pour obtenir sa guérison. En voici l'extrait [*] :

Chisholme, Roxburghshire, 20 novembre 1799.

« J'avais une loupe d'une espèce stéatômateuse, d'un gros volume, sur le côté de la

---

[*] M. Urban, rédacteur.

» joue, devant et au dessous de l'oreille droite.
» Plusieurs personnes me conseillèrent d'y ap-
» pliquer de l'eau salée, comme moyen certain
» de la faire passer. Dans le courant d'août
» 1798, je fis bouillir dans une casserole, pen-
» dant environ quatre minutes, une certaine
» quantité de sel dans de l'eau, avec laquelle je
» baignai fréquemment toute la surface de la
» loupe, pendant qu'elle était chaude; et je
» l'employai ensuite froide, dix à douze fois par
» jour, ayant soin de la remuer chaque fois
» avant de l'appliquer, afin d'unir les particules
» salines au liquide. Le onzième jour de la pre-
» mière application, étant occupé à me raser, j'a-
» perçus un petit écoulement que j'aidai par une
» légère pression ; la tumeur se vida sans la
» moindre douleur et sans qu'il sortît de sang.
» Informé que quelques autres personnes avaient
» été guéries de la même manière en employant
» le même moyen, et en ayant fait moi-même
» l'expérience, je crois qu'il est de mon devoir de
» le rendre public, bien convaincu qu'il ne peut
» produire aucun mauvais effet. Je me crois aussi
» obligé d'ajouter qu'on ne doit pas se découra-
» ger par la longueur du tems qu'il peut être
» nécessaire d'en continuer l'application; car
» chez quelques malades on a été obligé de répé-

» ter ces applications pendant trois ou quatre
» mois : dans le dernier cas que j'ai vu, on l'a
» employé seulement trente jours, mais toujours
» sans douleur ni incommodité d'aucune espèce.

» WILLIAMS CHISHOLME. »

L'application répétée de l'eau salée paraît,
dans ce cas, agir en enflammant la peau qui, à
la fin, s'ulcère ; et la matière contenue dans le
kyste est évacuée graduellement ; et en même
tems que les bords se cicatrisent, la cavité s'obli-
tère. J'ai vu un exemple de loupe située entre
l'angle de la mâchoire et l'oreille, guérie par
l'application de l'eau imprégnée de sel. La sortie
de la matière contenue dans la tumeur, qui
suintait à travers plusieurs petites ouvertures qui
étaient très-près l'une de l'autre, n'eut lieu
qu'après qu'on eut continué régulièrement, pendant plus de trois semaines, l'application de l'eau
salée. Quand les personnes atteintes d'une semblable incommodité ont une peur insurmontable
de l'instrument tranchant, ou lorsque la situation particulière de la tumeur enkystée rendrait
le succès de l'opération douteux, le remède simple et aisé dont nous venons de parler mérite
qu'on en fasse l'essai.

L'expérience nous a prouvé que la proportion

des hommes parvenus à une très-grande vieillesse a été bien plus grande parmi ceux qui sont
exposés au grand air et qui ont mené une vie
dure et laborieuse , que parmi ceux qui ont mené
une vie efféminée. L'homme le plus vieux de ces
tems modernes , Henry Jenkins , qui a vécu cent
soixante-neuf ans, était un pêcheur; il allait
souvent dans l'eau et se baignait dans les rivières
après sa centième année *. Quoiqu'on ne puisse
pas raisonnablement supposer qu'on peut accoutumer le corps à supporter sans danger de fréquentes et soudaines vicissitudes de température,
on peut cependant par là mettre la constitution
à même de résister, jusqu'à un certain point, à
quelques-uns des maux inhérens à la nature.
Nous n'avons peut-être pas de faits suffisans
pour prouver que la pratique du bain froid
conduit à la longévité. C'était cependant l'opinion du sage Bacon. On trouve dans son *Histoire de la vie et de la mort* l'aphorisme suivant
sur les moyens de parvenir à une longue vie :
*Lavatio corporis in frigidá, bona ad longitu-
dinem vitæ* **.

* *Philosophical transactions*, vol. XIX.
** Francisci Baconi, baronis de Verulamio, vice-comitis Sancti-
Albani, opera. Pag. 436, n° 11. Londini, 1638. 1 vol. in-fol.

CHAPITRE V.

SUR QUELQUES MAUVAIS EFFETS DES BAINS DE MER.

Sous ce titre, je n'ai point l'intention de parler de toutes les maladies et de tous les états particuliers de la constitution dans lesquels le bain n'est ni utile ni nuisible, mais bien des maladies, ou de ces dispositions aux maladies dans lesquelles il a été reconnu par l'expérience que le bain de mer est nuisible. Car je suis bien persuadé qu'annuellement plusieurs personnes non-seulement se font du mal en prenant imprudemment des bains de mer, mais encore perdent du tems et de l'argent qui, employés à própos, leur auraient fait recouvrer leur santé, dans la recherche de laquelle ils ont suivi une route erronée, par manque de bons conseils.

On doit admettre, comme règle générale, que lorsque les bains de mer occasionent des maux de tête et cet état de faiblesse et de langueur auxquels sont le plus sujets les personnes d'une complexion blême, et qui ont les chairs molles, l'usage de ces bains ne peut produire d'effets salutaires.

Le bain froid est nuisible dans toutes les maladies fébriles, compliquées d'inflammation locale. Dans cet état de faiblesse et de langueur de la constitution, dans lequel l'usage des bains froids a été trouvé éminemment utile, ses effets avantageux paraissent, en grande partie, dépendre de l'augmentation d'énergie des fonctions vitales, et de ce qu'il produit une tendance générale à l'état inflammatoire; mais s'il y a déjà une trop forte action, tout moyen qui tendrait à augmenter la vigueur de la constitution doit être soigneusement évité. Si la conduite inconsidérée des personnes affectées de différentes maladies ne nous prouvait pas journellement qu'il n'y a aucune sorte d'imprudence dont les malades ne soient capables, il serait inutile de les avertir qu'elles ne doivent point faire usage de bain froid lorsqu'il existe des symptômes de pleurésie, de péripneumonie, d'inflammation du foie ou des intestins.

Dans presque tous les traités que j'ai lus sur cette matière, le bain de mer est recommandé pour certaines maladies de la peau; cette opinion paraît plutôt fondée sur la théorie que sur l'expérience. On regardait, il y a soixante ans, toute

éspèce d'affection de la peau comme scorbutique;
et de l'idée générale qu'on avait que l'eau de mer
est un spécifique pour toutes les maladies scor-
butiques *, on supposa qu'elle devait être utile
dans toutes les maladies *éruptives*. Peut-être
aussi une trop grande déférence au jugement
d'Hippocrate, qui recommande l'eau de mer
dans la gale accompagnée d'écoulemens âcres,
a-t-elle, à cette époque, influencé l'opinion des
hommes de l'art : *Aqua marina his qui prurigi-*
nem sentiunt, et qui ab acribus humoribus velli-
cantur, tùm balneo, tùm fotu calida prodest **.
Mais on doit observer que le père de la médecine
se bornait à recommander l'usage des bains
chauds, ou les fomentations d'eau de mer.

L'immersion dans la mer fait souvent reparaître cette espèce d'inflammation cutanée appelée
érysipèle ou feu de saint Antoine, chez ceux qui
en avaient auparavant souffert quelques atteintes. Speel rapporte deux exemples du retour de
cette maladie après l'usage du bain de mer. L'une

---

* Voyez l'*Essai sur le Scorbut de mer*, dans lequel on propose
l'eau de mer en boisson comme une méthode aisée de guérir cette
maladie à la mer ; par Antoine Addington, docteur en médecine.
1753.

** De liquidorum usu. Hippocratis opera, edente Fœsio. 1 vol.
in-fol. Francofurti, 1620. Sect. iv, pag. 426.

des personnes qui en est l'objet, ne voulant pas croire d'abord que le retour du mal était occasioné par l'immersion dans la mer; répéta l'expérience trois fois, et à chaque fois l'éruption reparut. Ceux qui, par leur constitution, sont exposés aux affections érysipélateuses, doivent s'abstenir des bains d'eau de mer.

Autant que mon expérience m'a permis d'en juger, les malades atteints d'affections cutanées ne retirent non-seulement aucun avantage des bains d'eau de mer, mais, en général, s'en trouvent plus mal. Cependant, comme plusieurs personnes attaquées de maladies de la peau, se rendent, soit de leur propre mouvement, soit d'après l'avis des autres, dans les lieux où l'on prend les bains, je n'ai négligé aucune occasion de prendre des éclaircissemens auprès de celles qui, par leur état, pouvaient m'en donner sur ce sujet; et quoique quelques-unes m'eussent dit que le bain de mer doit être utile dans les maladies éruptives, parce qu'il les fait sortir (c'est-à-dire les augmente), je n'ai trouvé aucune bonne raison pour changer d'opinion.

Il y a une maladie éruptive qui paraît fréquemment aux jambes, et quelquefois au dos des mains, accompagnée de suppuration, à laquelle on donne le nom d'affection scorbutique. Les personnes atteintes de ce mal vont souvent habiter le voisinage de la mer, dans l'espoir d'obtenir leur guérison de l'usage interne ou externe des eaux de mer. Mais, dans tous les cas que j'ai eu occasion d'observer, le mal a toujours été augmenté par l'usage du bain; l'éruption s'est élargie, et la suppuration a augmenté.

Cette maladie étant très-fréquente, et souvent très-difficile à guérir, je me vois obligé de dire quelque chose sur le mode de traitement que j'ai souvent employé avec succès. Après que la jambe aura été fomentée avec une infusion de son, à un degré de chaleur modérée, il faudra, au moyen d'une plume trempée dans un liniment composé de parties égales d'eau de chaux et d'huile de lin nouvelle, enduire légèrement toute la partie malade. Ce pansement doit être répété deux fois chaque jour. Il ne faut embarrasser le membre d'aucun bandage, et on ne doit le couvrir que d'un tissu de fil très-léger. En suivant ce traitement, j'ai vu plusieurs de ces maladies éruptives très-bien guéries.

Les ulcères des jambes, dont il y a différentes espèces, et qui exigent des traitemens différens, sont, je crois, sans exception, irrités, par le contact de l'eau de mer.

Les ulcères scrofuleux, dont l'état s'améliore

d'une manière si prompte par l'effet général des bains de mer, seront mis à l'abri du contact immédiat de l'eau, en les recouvrant de soie huilée pendant tout le tems de l'immersion.

Pendant l'usage des bains de mer, quelques personnes du sexe s'aperçoivent que le bas de leurs jambes s'enfle un peu le soir, et conserve l'impression des doigts ; ce qui paraît être produit par une torpeur momentanée des vaisseaux absorbans de ces extrémités, occasionée par la fraîcheur du bain ; et chez quelques-unes, probablement parce qu'elles font plus d'exercice pendant leur résidence dans le voisinage de la mer, qu'elles n'en font habituellement chez elles. Ces légères apparences œdémateuses se dissipent généralement bientôt après qu'elles ont repris leur genre de vie ordinaire, et on peut toujours les faire disparaître en prenant quelques bains chauds. Cet effet, dont le docteur Darwin a le premier parlé, a été, depuis, mieux développé par le docteur Reid, dans ses conseils sur les bains de mer.

Lorsqu'on éprouve des symptômes de consomption pulmonaire, on ne doit point se hasarder à prendre des bains de mer ; car, d'après ce que j'ai eu occasion d'observer, je suis convaincu que la seule respiration de l'air de la mer accé-

lère la terminaison fatale de cette maladie, lorsqu'elle est entièrement confirmée.

Il y a un état particulier de la constitution, caractérisé par une irritabilité générale, des indigestions, des borborygmes, souvent avec la langue chargée et le blanc des yeux jaunâtre. Ces
symptômes, qu'il est d'usage d'appeler bilieux,
si cette expression, appliquée à un état général
de santé, peut être reçue, ne sont en effet que le
résultat de l'usage habituel de mets succulens et
fort assaisonnés, et de la boisson des liqueurs
fermentées et spiritueuses : on ne peut les faire
disparaître que par la tempérance, l'exercice et
des évacuations régulières. Quoique les personnes qui se trouvent dans cet état paraissent jouir
d'une bonne santé, elles sont réellement dans
une situation qui approche beaucoup de l'état
maladif; et l'on ne doit pas alors exposer le système à une impression violente, telle que celle
que produit l'immersion dans le bain froid; ou,
si l'on se détermine à aller à la mer, on doit d'a-
bord avoir soin de diminuer la quantité des
fluides en circulation par l'application des ventouses.

Les physiologistes ont reconnu que les vaisseaux sanguins, nommés artères, sont proportionnellement plus nombreux que les veines;

mais qu'après que le corps a atteint toute sa
force, les artères les plus petites s'oblitèrent,
tandis que les parois des veines se dilatent et
donnent lieu à ce qu'on appelle la pléthore vei-
neuse. L'approche graduelle de cette révolution
dans l'économie animale, se manifeste par l'augmentation de volume des veines cutanées, qui
se fait apercevoir à mesure qu'on avance en âge.
Celles des jambes deviennent fréquemment vari-
queuses; la tête est affectée d'une manière particulière; la circulation dans le cerveau devient
lente, occasione un sentiment de plénitude
dans la tête, et les parois des veines distendues
sont susceptibles de céder à la plus légère augmentation de pression du fluide qu'elles contiennent. Dans cet état du corps, le passage momentané du sang dans la tête, qui s'y porte toujours
jusqu'à un certain point lorsqu'on se plonge dans
l'eau froide, peut avoir les conséquences les plus
sérieuses.

En général, on doit considérer le bain de mer
comme un remède beaucoup plus convenable à
la jeunesse qu'aux personnes d'un âge avancé.
Celles qui ont été accoutumées dès l'enfance à
faire usage des bains froids, peuvent les continuer pendant toute leur vie; et ils en pourront
peut-être même retirer de l'avantage. Mais les

personnes d'un certain âge doivent prendre les
plus grandes précautions avant de commencer
l'usage des bains froids. On doit déterminer l'u-
tilité probable du bain par ses effets immédiats.
Si la constitution a été tellement affaiblie qu'elle
soit incapable de cette réaction qui procure une
chaleur salutaire à la surface du corps après
l'immersion, on ne doit point persister à faire
usage des bains.

Un exercice auquel on n'est pas accoutumé,
pris en plein air sur la côte pendant le tems
qu'on y réside, en augmentant la transpiration
insensible, compense l'augmentation d'alimens
que le grand appétit qu'on y acquiert engage à
prendre, et prévient les effets dangereux que
produirait la pléthore. Mais en reprenant un
genre de vie comparativement inactif, et même
sédentaire, et en persistant à user d'une nourriture aussi abondante, il peut en résulter les conséquences les plus désagréables. J'ai vu des personnes qui, revenant à la ville après avoir résidé quelques semaines sur la côte, se plaignaient
d'éprouver un sentiment de pesanteur à la tête;
symptôme que la nature, principalement dans
les premières périodes de la vie, tend quelquefois
à diminuer par un copieux saignement de nez.
De là l'on peut conclure combien il est utile de

continuer à prendre de l'exercice en plein air pendant quelque tems, après avoir quitté les côtes. Les personnes qui seraient à portée de prendre chaque semaine un ou deux bains dans une rivière, ou dans l'eau froide, accoutume- raient peu à peu leur constitution à se passer des bains d'eau de mer. Celles qui, par des circons- tances particulières, ne peuvent suivre ce con- seil, doivent bien prendre garde de se livrer trop à l'appétit que procure l'augmentation de santé qu'on acquiert fréquemment en habitant mo- mentanément les côtes.

CHAPITRE VI.

DE L'EAU DE MER PRISE INTÉRIEUREMENT.

La quantité de sel contenue dans l'eau de mer varie suivant les différentes latitudes. La mer est moins salée dans les régions froides, près des pôles, qu'elle ne l'est vers l'équateur. La différence dans la quantité de sel contenue dans les différentes parties de l'Océan paraît dépendre du degré plus ou moins grand d'évaporation. L'action du soleil, qui est vertical, rend l'évaporation plus grande sous la ligne; une grande partie des vapeurs qui se dirigent vers le pôle et qui se convertissent en pluie, tendent, en quelque sorte, à affaiblir les eaux de l'Océan, à les rendre moins salées. Tel est l'arrangement et l'ordre de la nature, que le sel paraissant mêlé avec les eaux de la mer pour empêcher leur putréfaction, il se trouve en plus grande quantité là où la chaleur est la plus grande, et où, par cette raison, il y a le plus grand danger de putréfaction. Dans le nord de la Baltique, une livre d'eau de mer contient à peine deux gros de sel; sur les côtes de la Grande-Bretagne elle en contient près d'une once; dans la Méditerranée, deux onces; et dans l'Océan Atlantique, sous la ligne, elle en contient près de trois *.

Le savant chimiste M. Accum m'a dernièrement fait le plaisir de me remettre une note contenant le résultat de l'analyse de l'eau de mer, puisée dans les endroits de la côte où l'on se rend pour y prendre les bains de mer.

Une pinte ou 28,875 pouces cubes d'eau de mer, puisée sur le rivage à Brighthelmstone, contient :

	gr.
Muriate de soude ou sel marin.	228,75
Muriate de magnésie.	58,25
Sulfate de chaux.	8,50
Muriate de chaux.	5,00
Matières extractives végétales et animales. . . .	6,50
	307,00

Une égale quantité d'eau, puisée sur le rivage devant Marguete, les vents soufflant depuis quelque tems de la partie de l'ouest, contenait :

	gr.
Muriate de soude.	230,25
Muriate de magnésie.	60,00
Sulfate de chaux.	8,00
Muriate de chaux.	3,75
Matières extractives végétales et animales. . . .	8.00
	310,00

* Voyez les *Elémens de Chimie* du docteur Black, article *Sel commun.*

La même quantité d'eau, puisée sur le rivage devant Ramsgate, les vents soufflant de l'est, contenait :

	gr.
Muriate de soude	231,75
Muriate de magnésie	59,00
Sulfate de chaux	6,00
Muriate de chaux	1,50
Matières extractives végétales et animales.	10,50
	·308,75

La conformité de ces analyses nous prouve le soin qu'on a mis à les faire ; elle nous prouve également qu'il y a peu de différence dans la quantité des matières salines contenues dans l'eau de mer puisée près du rivage ; mais qu'en pleine mer et à une certaine distance de la côte, l'eau est presque entièrement exempte de ce mélange de matières végétales et animales, en état de putréfaction, qui contribue à lui donner ce goût nauséabonde ; car l'eau de mer, puisée à une profondeur de 60 brasses, à dix-huit lieues de terre, dans le canal d'Irlande, a été trouvée par le même chimiste contenir :

	gr.
Muriate de soude	189,25
Muriate de magnésie	60,75
Sulfate de chaux	12,00
Muriate de chaux	3,25
Matières extractives végétales et animales.	2,00
	267,25

Et l'eau puisée à 65 brasses , à cinq lieues du rivage de Margatte , contenait la même proportion de matières salines, et à peine y trouvait-on une quantité appréciable de matières végétales et animales en état de putréfaction.

Le goût amer de l'eau de mer est principalement dû au muriate de magnésie , et c'est à ce sel qu'on doit attribuer son action comme purgatif actif.

La soif intense qu'on éprouve après avoir bu de l'eau de mer, dépend de la même cause; car le pur muriate de soude cristallisé, ou le sel marin dissous dans une égale quantité d'eau, n'est point aussi désagréable, et n'excite pas une soif aussi intense. La connaissance de ce fait explique la raison de cette soif continuelle dont quelques personnes ont à souffrir pendant tout le tems de leur résidence sur les côtes, soif qu'elles n'éprouvent pas ailleurs, et qu'on attribue quelquefois à la respiration de l'air de la mer , mais que je crois produite par l'emploi que font, de l'eau de mer , quelques boulangers qui , ignorant ses divers effets , s'en servent par économie pour faire le pain, au lieu d'eau douce dans laquelle on fait dissoudre le sel commun cristallisé.

Le sel marin est une matière agréable au goût de l'homme, aussi bien qu'à celui des animaux;

peut-être même est-il nécessaire à la conservation de leur existence : la grande quantité de
cette substance trouvée dans un état fossile dans
différentes parties du monde, aussi bien que
l'immense quantité qu'en contient l'Océan, est
une grande preuve de son utilité. On sait que
l'usage du sel guérit la clavelée des moutons; et
tout le monde doit avoir remarqué l'air d'embonpoint et de santé des bestiaux du voisinage
de la mer, qui nécessairement prennent plus de
sel avec leurs fourrages qu'en tout autre lieu.
Les animaux qui se nourrissent de fourrages et
de grains aiment le sel, et son usage paraît être
utile à leur santé. Dans les parties intérieures de
l'Amérique, les animaux sauvages viennent en
grand nombre aux endroits où ils peuvent lécher
le sel, ou boire l'eau de mer. On se sert souvent
de sel, comme d'un appât, pour prendre les
derniers; et si l'on offre du sel à un cheval sau-
vage, dans les forêts de l'Amérique, il approche
plutôt que si on lui offrait du grain. On dit que
le sel est un poison pour les animaux purement
carnivores; mais comme l'homme, par sa structure générale et par ses habitudes, approche
plus de la classe des animaux granivores que
des carnivores, le sel peut non-seulement être
considéré comme un assaisonnement agréable,

mais aussi comme un assaisonnement qui lui est utile.

Le sel pris avec modération, comme partie du régime, excite une action régulière et salutaire des intestins, agit comme un léger *stimulus* sur les vaisseaux absorbans, et tend à produire une transpiration facile. Les personnes qui, par caprice ou pour faire des expériences, s'abstiennent totalement de l'usage du sel, ont généralement la peau collante; leur transpiration a une odeur acide ou fétide. J'ai souvent guéri des inappétences, des indigestions et d'autres légers désordres de l'estomac et du canal intestinal, en conseillant d'augmenter un peu la quantité de sel dont on faisait usage dans les alimens.

Lorsque l'on prend l'eau de mer comme cathartique actif, l'usage général est d'en boire, en deux fois, environ une pinte le matin avant déjeuner, en mettant une demi-heure ou une heure d'intervalle entre chaque prise. Quand, cependant, cette quantité ne passe pas promptement, elle échauffe, dérange et irrite le système pour tout le jour. Il serait préférable d'en boire en se couchant une demi-pinte, et le lendemain matin une autre demi-pinte, dans chacune desquelles on aurait mis une quantité suffisante d'eau bouillante pour la rendre tiède. L'eau

de mer prise de cette manière, ainsi que j'en ai
fait l'expérience, n'apportera aucun dérangement pendant la nuit, et produira toujours l'effet
qu'on en attend, sans occasioner l'altération qui
en résulterait si on prenait toute la dose à la
fois.

Une dose d'eau de mer prise comme purgatif
par des personnes en bonne santé, de la manière
que nous venons de l'indiquer, est très-utile
avant l'usage des bains, puisqu'en opérant comme
les autres purgatifs salins, elle rafraîchit le corps
et lui donne de l'activité. Mais comme l'effet d'un
purgatif diminue toujours la vigueur générale
du système, ce serait mal à propos qu'on se bai-
gnerait le même jour qu'on en a fait usage à
l'intérieur. Cette précaution est cependant trop
souvent négligée.

L'eau de mer est un purgatif qui n'est pas
convenable à tous les tempéramens. Quand les
intestins sont chargés de matières muqueuses,
elle est très-utile, et son usage rend souvent la
santé et l'appétit ; mais chez les personnes d'une
constitution irritable, étique et bilieuse, elle
échauffe le corps, et donne quelquefois lieu à des
maladies sérieuses et de longue durée des organes
de la digestion. Quand on sait d'avance que les
purgatifs ne conviennent point au tempérament,

on ne doit pas s'exposer à faire usage de l'eau de mer à l'intérieur.

Quand l'eau ne passe pas aisément, on peut en aider l'effet en y ajoutant un ou deux gros de magnésie blanche, ou quelques tasses d'infusion de séné. Ceux qui craignent qu'elle ne reste dans les intestins peuvent prévenir cet inconvénient en prenant une cuillerée d'huile de castor ou de teinture de rhubarbe, avant de se coucher et avant de faire usage de l'eau de mer.

La soif qu'occasione l'eau de mer fait désirer l'instant de prendre le thé; il vaudrait cependant mieux différer jusqu'à ce que l'eau de mer eût fait son effet, et obvier à l'altération par quelque boisson mucilagineuse, telle que l'eau d'orge, l'eau de riz, etc., ou, ce qui vaudrait encore mieux, une légère infusion de tamarins.

L'eau de mer, ainsi que tous les autres purgatifs, dérange momentanément les organes de la digestion. Si l'on prend trop tôt le déjeuner habituel, composé de thé, de pain et de beurre, la digestion ne se fait point, et les différens ingrédiens qui le composent se séparent; la partie huileuse nageant à l'orifice de l'estomac, irrite l'orifice cardiaque, et cause cette espèce de sensation désagréable qu'on nomme aigreur. On peut éviter cette sensation en faisant dissoudre dans la

bouche un peu de gomme arabique, qui, pendant qu'elle se répand graduellement dans l'estomac, réunit les parties aqueuses et oléagineu-
ses des alimens.

Les personnes qui ne sont point atteintes d'une
maladie qui requiert l'usage intérieur de l'eau
de mer, ne doivent l'employer, comme purgatif, que tous les huit ou dix jours. On doit encore observer que l'usage de l'eau de mer n'est
jamais suivi de constipation, mais qu'il produit
au contraire une augmentation d'activité dans le
canal intestinal, qui continue pendant plusieurs
jours.

L'eau de mer prise en petite quantité produit
fréquemment, comme *altérant*, des effets salutaires. Un verre pris chaque soir avant de se
coucher, agit rarement comme purgatif, et
n'occasione point d'altération; mais en tenant le
corps libre, il augmente l'appétit, facilite les
digestions, et améliore généralement la santé,
particulièrement celle de ceux qui sont d'un tempérament flegmatique.

L'eau de mer, prise de cette manière pendant
un certain tems, sera toujours, ainsi que je l'ai
expérimenté, un remède spécifique pour ceux
qui sont atteints de vers ascarides.

Le *fucus palmatus*, nommé *dulse* dans le

Nord, est un remède très-efficace contre les vers, surtout chez les enfans. Cette plante a de petites feuilles tendres, à bords irréguliers, d'une couleur brune; elle croît sur les rochers qui se découvrent à basse mer : séchée et réduite en poudre, on en peut donner une cuillerée dans du miel ou dans une gelée, une ou deux fois par jour. Ce remède peut être administré avec bien de l'avantage, et sans exposer les malades aux dangers des remèdes secrets qu'on publie journellement pour l'expulsion des vers ; quelques personnes mangent de ce fucus avec du pain et du beurre pour exciter l'appétit. Une décoction de cette plante purge sans produire de coliques. En Chine, le peuple mange comme alimens plusieurs espèces de fucus et d'algues; on les met tremper dans de l'eau fraîche, où ils se ramollissent et se gonflent, puis on les fait bouillir jusqu'à ce qu'ils deviennent tendres, afin d'en faire des soupes. Nos côtes produisent une variété prodigieuse de ces plantes; on ne fait usage que du *laver*. Les préjugés, ou peut-être le défaut d'habitude, comme l'observe M. Barrow, nous empêchent d'user de ces végétaux nourrissans, ainsi que le font les Chinois.

Dans un cas de fistule à l'anus que j'ai eu occasion d'observer, cette maladie fut très-amélio-

rée par l'administration d'un petit verre d'eau de
mer matin et soir pendant quelques semaines ; et
il est à présumer qu'une guérison complète aurait pu s'ensuivre, si la situation du malade lui
eût permis de continuer l'usage de ce remède
concurremment avec les bains pendant un plus
long espace de tems.

Cette manière d'employer l'eau de mer comme
altérant, est préférable à de forts purgatifs donnés de tems en tems, lorsqu'il s'agit de combattre des affections scrofuleuses dans lesquelles l'u-
sage interne de l'eau de mer a été trouvé très-
utile, par le léger degré d'excitement qu'elle
imprime aux vaisseaux absorbans et à leurs
glandes. Cette méthode a, en outre, l'avantage
de ne point interrompre l'usage des bains.

Si l'on peut engager les enfans à prendre l'eau
de mer à l'intérieur , ce à quoi l'on réussit quelquefois en la mêlant avec du lait, on parvient à
leur faire rendre des vers s'ils en ont, et à éloigner la disposition particulière des intestins à
sécréter cette matière glaireuse dans laquelle ces
animaux prennent naissance. Il y a une espèce
de coraline très-commune sur les côtes de la
Méditerranée , dont les pores sont remplis de
matières salines cristallisées que l'on regarde
comme un très-bon vermifuge sur une grande

partie du continent. Sa vertu médicinale dépend probablement du sel, quoiqu'il n'y ait aucun doute qu'on ne doive attribuer quelque effica- cité à l'action mécanique des parties dures du corail. Le docteur Russel, dans son *Æconomia naturæ*, recommande une médecine composée de ce qu'il appelle pierre-ponce, triturée avec du sel marin, qui agit probablement comme purgatif, et qui est très-utile dans le cas où les intestins sont embarrassés par des matières pi- tuiteuses.

On peut continuer pendant long-tems l'usage intérieur de l'eau de mer, prise chaque jour en petite quantité, sans débiliter le corps ou sans nuire en aucune manière au tempérament. J'ai, au contraire, vu plusieurs personnes qui, en en faisant usage, ont acquis de l'embonpoint et de la vigueur.

Les différentes affections cutanées que le bain de mer irrite, sont guéries par l'usage intérieur de l'eau de mer.

Le docteur Russel rapporte l'observation d'une jaunisse tenace, guérie par l'usage interne de l'eau de mer combinée avec le savon.

On a remarqué que l'eau de mer est un excel- lent purgatif dans les affections paralytiques.

Le docteur Speed, dans l'ouvrage dont nous

avons déjà parlé, rapporte l'observation d'un vieillard qui, après avoir été tourmenté pendant quarante années de douleurs néphrétiques, fut rendu à la santé en buvant de l'eau salée, qui lui fit rendre une quantité considérable de graviers et de particules sablonneuses qui venaient des reins.

Dans l'atrophie des enfans, que l'on a décrite comme provenant de l'obstruction scrofuleuse des glandes mésentériques, l'usage de l'eau de mer prise comme *altérant* a souvent produit les meilleurs effets, en faisant évacuer le flegme visqueux qui enduit les intestins, et en excitant l'action des vaisseaux absorbans. Mais si la maladie a atteint cette période où elle est accompagnée de la fièvre hectique, il ne convient plus de faire usage de l'eau de mer à l'intérieur.

L'eau de mer prise à une grande distance de la terre, et à quelques pieds au dessous de sa surface, quoique très-salée, n'a point ce goût nauséabond qu'elle a lorsqu'on la prend près du rivage. Ce goût désagréable de l'eau de mer dépend, en grande partie, de la présence de différentes matières animales et végétales putrescibles contenues dans l'Océan, qui se gonflent lorsqu'elles commencent à entrer en putréfaction, et s'élèvent à sa surface. Il est important que les personnes qui prennent l'eau de mer à l'intérieur, comme médicament, la fassent puiser aussi loin que possible du rivage, et à une grande profondeur. L'eau de mer, mise dans des vaisseaux clos, devient en peu de tems très-putride, et le gaz qui s'en sépare est extrêmement fétide; il peut même devenir délétère si l'on en reçoit tout à coup une grande quantité dans la bouche et les narines.

On ne retire pas les effets salutaires qu'on pourrait attendre de l'usage intérieur de l'eau de mer, si l'on n'a point l'attention de suivre le mode convenable pour les obtenir. Etant à Worting, je pris un jour la quantité d'eau que je savais, par expérience, convenir à mon tempérament, sans qu'elle produisît d'autre effet que de m'occasioner de la soif et un sentiment de pesanteur dans l'estomac. Je fus bientôt en état d'expliquer cette circonstance, en observant que l'eau de mer qu'on m'avait apportée pour boire avait été puisée sur le bord de la mer à l'instant de la pleine mer. Le terrain élevé des environs de Worting est formé d'une couche considérable de pierres calcaires, sur un fond de glaise bleue qu'on aperçoit aux limites de la haute mer, où finissent les masses de pierres calcaires. A quelque distance dans les terres, où le pays est plus élevé, les puits sont proportionnément plus profonds ; la pluie et la rosée filtrent à travers les pores et interstices de la craie, et ne sont arrêtées que lorsqu'elles arrivent à la couche de glaise bleue, à la surface de laquelle les puits doivent nécessairement s'asseoir. Mais l'eau douce, qui filtre continuellement et en grande quantité entre les parties crayeuses et les bleues, qui finissent près les bords de la mer, étant plus légère que l'eau salée, nage à la surface de la mer, et diminue considérablement la quantité de matières salines qu'elle contient, ainsi que je m'en suis assuré en faisant évaporer une certaine quantité d'eau de mer prise sur les bords de l'Océan. Je fais cette observation, parce que d'autres mélanges d'eau douce peuvent avoir lieu, sans qu'on s'en aperçoive, dans d'autres endroits, et empêcher les bons effets de l'usage interne de l'eau de mer. Après des pluies longues et abondantes, la gravité spécifique de l'eau de mer est moindre, et la proportion des sels contenus en une égale quantité d'eau se trouve diminuée.

En laissant reposer l'eau de mer pendant douze heures, avant d'en faire usage, elle s'épure d'elle-même ; les saletés les plus légères s'élèvent à la surface, et le sable, qui s'y trouve

souvent mêlé en quantité considérable, se pré-
cipite. Si alors on la tire par une ouverture pra-
tiquée près la partie inférieure du vaisseau qui
la contient, son goût désagréable sera beaucoup
moins sensible.

CHAPITRE VII.

DE L'AIR DE LA MER.

L'homme peut vivre quelques jours sans alimens ; mais s'il est privé, seulement pendant
quelques minutes, de l'air atmosphérique, il
cesse d'exister. Les chimistes modernes ont reconnu que l'air atmosphérique, si nécessaire à la
conservation de la vie, est composé d'un mélange de différens gaz, dont les uns sont salutaires, et les autres très-nuisibles aux êtres animés. Une combinaison de certaines proportions
de ces deux vapeurs, ou gaz, comme on les
nomme, paraît être la plus convenable à la conservation de la santé et au soutien de la vie de
l'homme. Ce composé forme la masse de l'atmosphère, et on dit que l'air est pur, qu'il est
très-propre à la respiration et au bien-être des
animaux, à proportion qu'il est exempt du mélange des autres vapeurs. Mais la pureté de l'air
est susceptible d'être diminuée par un grand
nombre de circonstances ; la combustion, la pu-

tréfaction, la respiration des animaux (phénomènes qui se répètent une immensité de fois sur
toute la surface du globe), consomment la partie la plus pure de l'air, et donnent lieu à des
émanations de différentes espèces de vapeurs
nuisibles à la vie animale, lesquelles se mêlent
avec la grande masse de l'air atmosphérique et
la vicient. Ces gaz peuvent être divisés en deux
classes ; l'une, qui est plus légère que l'air res-
pirable, s'élève au dessus, et forme la couche
supérieure de l'atmosphère, qui consiste principalement en ce qu'on appelle air inflammable,
qui, lorsqu'il vient à s'enflammer, produit ces
effets qu'on nomme météores.

De toutes les vapeurs qui ont plus de pesanteur que l'air commun, la plus abondante est
celle que l'on connaissait sous le nom d'air fixe,
et qu'on nomme maintenant acide carbonique.
Il est produit en abondance par la fermentation
et la putréfaction des matières végétales, et la
respiration des animaux. Cette épaisse vapeur
qui s'élève à la surface de la bière en état de fermentation, nous fournit un grand exemple de
l'existence de ce gaz ; et les malheureux exemples de personnes qui ont perdu la vie en respirant ce gaz, prouvent ses effets nuisibles sur
l'économie animale.

La pesanteur spécifique de l'acide carbonique excède de moitié celle de l'air commun; on le trouve dans toute la masse de l'air, et partout où il existe, il forme la couche la plus basse de l'atmosphère. C'est ce gaz que l'on trouve à l'entrée de la Grotte du Chien, près de Naples. Si l'on jette un chien dans cette caverne, et qu'il élève la tête au dessus de l'atmosphère de ce gaz, il n'éprouve aucune incommodité; mais s'il est forcé d'en respirer une partie, il s'asphyxie tout à coup.

Les principaux moyens qu'emploie la nature pour empêcher que l'air ne se vicie par l'accumulation graduelle de ces vapeurs, et pour maintenir l'atmosphère dans l'état de pureté le plus propre à la conservation de la vie, sont la végétation, l'action des eaux des fleuves et des lacs; mais principalement l'action de la grande masse de fluide aqueux qui constitue l'Océan.

Quelques-uns des gaz les plus nuisibles à l'économie animale servent de nourriture aux végétaux; ils sont pompés avec avidité par leurs vaisseaux absorbans, et, en retour, ils versent de leurs feuilles, lorsqu'elles sont frappées par les rayons du soleil, des courans d'air pur qu'on nomme oxigène. De là l'utilité de planter des arbres et des arbrisseaux dans les grandes cités;

les végétaux, selon l'ordre admirable de la nature, agissent comme correcteurs perpétuels de
l'air vicié par la respiration, la putréfaction et la
combustion.

Si l'on agite fortement l'eau qui est en contact
avec l'acide carbonique, elle en absorbera une
quantité égale à son volume. Ce gaz étant celui
qui vicie les couches inférieures de l'atmosphère,
son absorption continuelle par l'eau des lacs et
par les eaux courantes doit nous faire considérer
l'air le plus voisin des lacs et des eaux courantes
comme très-pur et très-frais.

Pendant l'été de 1803, je fis quelques expériences pour déterminer si l'eau de mer agitée,
et mise en contact avec de l'air impur, le puri-
fiait mieux que l'eau froide. A ce dessein, je pris
une certaine masse d'air que j'avais vicié le plus
possible, en le faisant passer alternativement des
poumons dans une vessie, et de cette vessie dans
les poumons; je l'introduisis dans un gros tube
gradué que j'avais d'avance rempli d'eau de mer,
et l'immergeai dans un grand vase rempli de la
même eau. J'agitai fortement le tube pendant
dix minutes, afin de mettre autant que possible
l'air qu'il contenait en contact avec de nouvelles
portions d'eau; quelque tems après avoir cessé
d'agiter le tube, j'observai qu'un certain volume

d'air avait disparu, c'est-à-dire avait été absorbé par l'eau. Il est connu, par d'autres expériences, que cette portion d'air est de l'acide carbonique venu des poumons des animaux pendant l'acte de la respiration. En répétant les mêmes expériences avec de l'eau récemment tirée d'un puits, je ne pus découvrir aucune différence dans la quantité d'air absorbée pendant un égal tems d'agitation.

On observe que l'air est ordinairement plus pur et plus salubre après une tempête qui a entièrement mêlé les couches inférieures de l'atmosphère avec les eaux de la mer ; et j'ai entendu dire à des personnes qui ont résidé long-tems aux Indes orientales, que les ouragans rendent, en général, le pays beaucoup plus salubre. Ainsi, tandis que nous contemplons une tempête qui paraît, dans sa rage, confondre le ciel avec la mer, nous apprenons à révérer l'auteur de la nature qui, dans sa sagesse, a établi ce redoutable instrument, qui, tandis qu'il balaie de la surface de la terre ces vapeurs malfaisantes dont l'accumulation mettrait fin à l'existence animale, les mêle aux eaux agitées de l'Océan, dans le sein desquelles elles ne sont point nuisibles, et y sont peut-être même utiles.

On jouit en général d'une meilleure santé, et

on respire avec plus de facilité lorsque le baromètre est élevé, c'est-à-dire quand l'atmosphère
est comparativement plus pesante, ce qui arrive
généralement pendant les gelées. Plus l'air est
dense, plus il contient d'air vital, et plus il active la combustion et la vie animale. Mais comme
on regarde les bords de la mer comme le terme
moyen du niveau de la surface de la terre, d'où
l'on prend généralement hauteur pour déterminer les distances des corps célestes, on trouvera que le baromètre, dans tous les changemens
de tems, indiquera une plus grande pression
dans le voisinage immédiat de la mer, que dans
tout autre endroit.

L'Océan paraît aussi être le grand instrument
qu'a choisi l'auteur de la nature pour régulariser la température de l'univers et rendre ses
différentes régions habitables par l'homme. Là
transparence de l'atmosphère l'empêche d'être
échauffée par les rayons solaires lorsqu'ils la tra-
versent, les corps opaques étant les seuls auxquels ils puissent communiquer de la chaleur.
Ceux qui se sont élevés à de grandes hauteurs,
soit en gravissant des montagnes, soit en se faisant enlever dans des ballons, ont reconnu que
la chaleur de l'atmosphère émane entièrement
du globe. A une certaine distance de la terre,

qui varie suivant les latitudes, on trouve une
région de glaces.

Une évaporation continuelle s'élève de la mer
pendant les chaleurs de l'été ; dans la conversion
de l'eau en vapeurs, une certaine quantité de
chaleur disparaît ou devient latente ; par ce
moyen la surface de l'eau, et conséquemment la
portion de l'atmosphère qui l'avoisine, doivent
être nécessairement refroidies. Lorsque ces vapeurs se sont élevées dans des régions plus froides
de l'atmosphère, elles se condensent, forment
des nuages qui descendent ensuite sur la terre en
forme de pluie.

En hiver, les couches aqueuses qui forment la
surface de la mer étant privées d'une portion de
leur calorique, deviennent plus denses, et s'a-
baissent au dessous de celles qui les touchent
immédiatement ; celles-ci s'élèvent et prennent
la place des premières, et étant en contact immédiat avec l'air froid, elles lui cèdent leur portion de chaleur excédante. Cette circulation de
particules de différentes densités s'étend graduellement à de plus grandes profondeurs ; la
chaleur que les rayons du soleil ont communi-
quée à la mer pendant l'été, est cédée peu à peu
pour tempérer les froids de l'hiver. On a observé
que les vents qui soufflent sur une grande éten-

due de mer sont moins froids en hiver que ceux
qui viennent de terre. En général, la température annuelle des îles est plus égale que celle des
continens, par cela même qu'elles sont entou-
rées d'eaux.

Cette théorie de la salubrité et de la pureté de
l'atmosphère dans le voisinage de la mer est aussi
confirmée par les observations les plus directes.
A la sollicitation de feu le chevalier baronnet
Jean Pringle, l'ingénieux docteur Ingenhousz[*]
a fait nombre d'expériences pour déterminer la
salubrité relative de l'air de la mer, de la côte et
de l'intérieur du pays. Autant que ce point peut
être déterminé avec l'eudiomètre, le docteur a
reconnu que l'air de la mer est le plus pur; que
celui de la côte approche le plus de sa pureté;
qu'il est moins pur, à quelques exceptions près,
dans l'intérieur des terres; que c'est dans le voisinage des marais et des eaux stagnantes qu'il est
le moins pur, et que la santé et l'appétit des habitans varient dans les mêmes proportions. L'eu-

_____

* _Nouvelles Expériences et Observations sur divers objets de_
physique, par J. Ingenhousz. Paris, 1789.
   Le docteur attribue l'appétit extraordinaire du peuple de Vienne,
dont les habitans mangent plus que ceux d'aucune capitale de
l'Europe, à la pureté de l'air. Un étranger, après quelques semaines de résidence dans cette ville, devient sensible à l'effet
particulier de l'air qu'on y respire.

diomètre actuel n'est point encore un instrument parfait. Quoiqu'il indique ce qu'il y a d'air
pur dans une quantité donnée d'air atmosphérique, il ne détermine point dans quelle proportion les différentes vapeurs qui peuvent vi-
cier l'air sont nuisibles au principe vital. Le
génie de l'homme n'a pas encore découvert une
échelle au moyen de laquelle la salubrité relative de l'air, dans les différentes situations,
puisse être exactement déterminée. Mais la salubrité de l'air de la mer est plus clairement démontrée par la forte complexion, le regard
animé et la souplesse de ceux qui le respirent
habituellement. On observe que les petites îles
et les endroits presque entourés par la mer sont
très-sains. Il règne peu de maladies à Gibraltar;
et l'on dit que les habitans de Malte jouissent,
en général, d'une bonne santé, que quelques-
uns même parviennent à une grande longévité.
On a fait la même observation à l'île de Thanet.

Il est reconnu qu'on peut mitiger certaines
maladies, quelquefois même les guérir par le
changement d'air; et l'on peut espérer encore
de plus grands avantages de ce changement,
lorsque le malade peut aller respirer un air plus
pur, plus dense et plus tempéré que celui qu'il

respiré habituellement ; l'air de la mer lui procurera cet avantage.

Outre la pureté de l'air de la mer, il s'y trouve
quelque chose qui engage à le recommander dans
certaines maladies. Le vent qui vient de l'Océan
apporte avec lui un nombre de petites particules
salines qu'on peut aisément reconnaître par le
goût salin, qui est sensible à la longue lorsqu'on
l'applique sur la surface des feuilles des plantes,
même à la distance de quelques lieues de la côte,
spécialement après un orage.

Quoique l'apparence aride et racornie des
feuilles et des petites branches des arbres qui
croissent dans des endroits exposés à l'action des
vents chargés de particules salines, et la manière
dont ils penchent leurs branches vers le côté
opposé à celui où le vent souffle ordinairement,
soient une preuve qu'il amène avec lui quelque
substance ennemie des feuilles, que les natura-
listes regardent comme les poumons des plantes,
cependant, des vents ainsi imprégnés paraissent, dans plusieurs cas, avoir des effets salutaires
sur les organes de la respiration de l'homme. Il
y a une espèce particulière de catarrhe qui attaque beaucoup de monde vers la fin de l'été,
spécialement dans les grandes villes; cette maladie est caractérisée par une augmentation de

sécrétion du mucus des bronches, que le malade cherche continuellement à évacuer en toussant. Cette toux, étant un effort volontaire, n'a point lieu durant la nuit. Le pouls est vite et faible, et le corps se fatigue. Cette maladie, qu'on peut appeler catarrhe chronique, paraît être causée par la chaleur de l'été, qui relâche les vaisseaux répandus sur toute la surface interne des poumons, de manière qu'ils rejettent les fluides qu'ils retenaient en trop grande abondance. J'ai éprouvé moi-même différentes attaques de cette maladie, et n'ai jamais pu découvrir d'autre moyen efficace d'y remédier que le changement d'air; cette toux disparaissait quand j'avais respiré l'air de la mer pendant vingt-quatre heures. Je puis dire, avec vérité, que j'ai toujours recommandé le même plan de conduite aux personnes atteintes de cette maladie, et qu'elles en ont de même éprouvé des effets salutaires. Des navigateurs ont observé qu'ils ne sont jamais atteints d'affections catarrhales tant qu'ils sont sur les vastes océans Atlantique et Pacifique, et que souvent ils s'aperçoivent qu'ils approchent la terre par l'apparition des rhumes chez les hommes de l'équipage, qu'ils attribuent à l'effet produit sur le corps humain par le mélange de l'air de la mer à celui de terre.

C'est un fait curieux, et bien connu dans plusieurs provinces du nord de l'Angleterre, que les personnes qui gagnent leur vie à ramasser des moules et autres coquillages, que leurs occupations obligent de respirer constamment l'air de la mer, ne sont jamais atteintes de rhumes. On fait la même observation chez les personnes employées dans les marais salans, et qui échappent même aux rhumes épidémiques communs dans leur voisinage : il est très-commun de voir des personnes attaquées de rhumes tenaces, en obtenir la guérison en passant chaque jour plusieurs heures dans une *raffinerie de sel* (nom qu'on donne au bâtiment dans lequel on évapore l'eau de mer).

Les cas d'affection catarrhale où l'on doit attendre des effets salutaires de la respiration d'un air chargé de particules salines, doivent être soigneusement distingués de la vraie phthisie pulmonaire; une expérience malheureuse m'ayant convaincu que, lorsqu'il existe des ulcères aux poumons, la respiration de l'air de la mer augmente les souffrances et accélère la mort du malade.

Les affections scrofuleuses dominant dans les endroits où l'atmosphère est chargée d'humidité et viciée par des vapeurs impures, on doit supposer que la résidence dans un endroit où l'air est pur et sec, joint à l'exercice, objet de la plus grande importance dans ces maladies, peut tendre à les faire disparaître. Les scrofules sont une maladie rare chez les habitans des côtes de la mer, surtout là où le sol, essentiellement calcaire, tend, par sa propriété absorbante, à purifier l'air.

Lorsqu'on habite les côtes de la mer, on ne doit point négliger de faire de tems en tems des excursions sur l'eau. Outre l'occasion qu'on a de respirer l'air de la mer dans sa plus grande pureté, j'ai connu plusieurs personnes qui étaient sujettes aux indigestions et à l'hypocondrie qui en est la suite, et qui, après une violente secousse de mal de mer, ont recouvré promptement leur appétit, et avec lui, leurs forces et leur embonpoint.

C'est un fait digne de remarque, que les violens vomissemens que l'on éprouve dans le mal de mer ne sont jamais accompagnés de maux de tête, et que, lorsqu'ils continuent pendant quelque tems, on rend une plus grande quantité de bile qu'on n'en rendrait à la suite d'un vomitif, et souvent cette bile est pure, tandis que les alimens dont on a fait usage quelque tems auparavant restent dans l'estomac. D'après ces faits,

ne pourrait-on pas entreprendre un voyage sur
mer pour obtenir l'expulsion de concrétions biliaires ou guérir des obstructions au foie?

Enfin, quoiqu'il y ait certains états de la constitution dans lesquels l'usage des bains de mer
puisse avoir des suites dangereuses, et même fatales, il n'existe peut-être aucun état de mauvaise
santé, si l'on excepte la consomption pulmonaire confirmée, dans lequel on ne puisse raisonnablement espérer de tirer de l'avantage de
la respiration de l'air salubre et fortifiant de la
mer.

~~~~~~

CHAPITRE VIII.

OBSERVATIONS SUR L'USAGE DES BAINS CHAUDS.

————

Calida lavatio et pueris et senibus apta est.
CELSE.

Si je voulais entrer dans un grand détail sur
les avantages qu'on peut retirer de l'usage des
bains chauds, et chercher à décrire les différens
états de maladie dans lesquels leur usage est nécessaire, j'aurais des matériaux suffisans pour
un volume séparé; je surpasserais alors de beaucoup les bornes que je me suis prescrites en publiant cet ouvrage. Mais comme l'opinion favorable qu'on a de l'utilité des bains chauds augmente journellement, et avec raison; que l'on
rencontre des établissemens de bains chauds dans
presque tous les endroits de la côte où l'on est
dans l'usage de se rendre pour prendre des bains
de mer; quelques notions générales sur les effets
des bains chauds sur le corps humain, quelques
avis sur leur température, et autres circons-

tances relatives au mode de les employer, ne seront pas, je crois, regardés ici comme déplacés.

Quoique, à raison de l'irritation de la surface cutanée par les particules salines qui y sont déposées, l'immersion répétée dans un bain chaud d'eau salée ait des suites bien différentes de celle dans l'eau douce, cependant l'action immédiate de ces deux espèces de bains doit être rapportée aux effets de la température sur le corps vivant.

En entrant dans un bain chaud à 90° F. (27 et demi R.), on éprouve une sensation de chaleur, quoique la température de l'eau soit de quelques degrés inférieure à celle du corps. Cette sensation doit être, en partie, rapportée à l'augmentation de chaleur du milieu dans lequel le corps est alors immergé, comparée à celle dans laquelle nous sommes accoutumés à vivre. La sensation de chaleur n'est point purement idéale; peu de tems après l'immersion dans un bain chaud à 93° F. (29 R.), j'ai observé que le thermomètre, préalablement placé dans la bouche, s'élevait de 98 à 100° F. (32 à 33 R.), pendant environ un quart-d'heure; qu'il n'y avait point de changement sensible dans la chaleur du bain, que le thermomètre indiquait toujours 98° F., et y restait stationnaire tout le tems que durait l'expérience. Il est possible d'expliquer cet effet

13

en supposant que l'opération de l'économie animale qui développe la chaleur ne s'accommode
pas de suite à ce changement de milieu. La chaleur du corps s'accumule pendant que la fonction de la la transpiration qui régularise sa température est suspendue ; mais aussitôt que ces
puissances, qui se compensent mutuellement,
reprennent leur équilibre, la chaleur du corps
revient à son degré ordinaire.

La respiration est plus lente qu'à l'ordinaire
lorsqu'on est dans un bain chaud. Le poids de
l'eau qui doit être déplacé à chaque inspiration
exige quelque effort volontaire pour élever les
côtes et distendre la poitrine. Lorsque cet effort
cesse, la poitrine s'affaisse tout à coup, et l'air
sort des poumons avec une forte secousse.

Le bain d'une température au dessous de 90°
F. (28 R.) ne paraît pas mériter le nom de bain
chaud ; mais lorsqu'il est chauffé au dessus de ce
point, une augmentation de chaleur de quelques
degrés produit une différence considérable dans
ses effets sur le corps vivant. Mes observations
s'accordent avec celles du docteur Currie, et
prouvent que lorsque la chaleur du bain approche de 98° F. (32 R.), qui est la température du
corps humain, elle accélère généralement le
pouls ; et cet effet a lieu à un moindre degré de

chaleur le soir qu'avant le dîner. Le soulagement et l'état d'aise qu'on éprouve s'obtiennent
ordinairement de bains pris à la température de
90 à 95° F. ; et ils sont toujours avantageux et
salutaires à ce degré de chaleur. Si l'on fait
usage des bains chauds pour exciter la transpiration., on les échauffera graduellement tandis
qu'on est dans le bain, jusqu'à ce que leur température s'élève à 100°. Cette température accé-
lérera les mouvemens du pouls, et augmentera
la transpiration, qui deviendra visible sur la
face, et continuera pendant quelque tems si
l'on se met dans un lit chaud immédiatement en
sortant du bain. Ces observations prouvent l'u-
tilité de régulariser la température du bain au
moyen du thermomètre. La sensation de chaleur est trompeuse, et en l'augmentant graduellement on rend le corps capable de soutenir un
grand degré de chaleur plutôt avec un sentiment de plaisir que de peine. J'ai été dernièrement témoin des dangers qu'on court en se
confiant entièrement à ses sens. On ordonna l'u-
sage des bains chauds à M*** : étant dans le
bain, il éprouva un sentiment de chaleur très-
agréable ; il ouvrit le robinet, laissa couler l'eau
chaude ; la chaleur extraordinaire du bain,
qu'on ne détermina cependant pas, augmenta

la force de la circulation à un tel degré, qu'elle produisit tout à coup une légère affection para-lytique.

La meilleure manière de fixer le degré de chaleur du bain, lorsqu'on en use simplement pour se rafraîchir le système, est d'avoir soin que sa température soit telle qu'elle n'accélère point les mouvemens du pouls. Le docteur Macquard, qui a dernièrement publié un tra-vail soigné sur l'usage des bains chauds, assure que lorsque la température du bain n'excède pas 96° F., la fréquence du pouls est uniformé-ment diminuée. Cette observation prouve que les effets du bain sont modifiés par une grande variété de circonstances, dont quelques-unes sont relatives à la constitution de la personne qui se baigne, et d'autres dépendent de l'heure du jour à laquelle on prend le bain.

Le pouls, celui même des personnes qui jouissent de la meilleure santé, est considéra-blement accéléré vers le soir; soit qu'on attribue cette accélération aux effets stimulans des ali-mens, soit qu'on l'attribue à la débilité qui suit les exercices du corps durant le jour, la chaleur du bain paraît augmenter cet état d'irritation; et lorsqu'on le prend tard, au lieu d'éprouver un état de bien-être et de sentir de la disposition au repos, souvent on a une nuit inquiète et agitée.

Le tems le plus convenable pour se mettre dans un bain chaud, est une ou deux heures avant le dîner. On craint en général de s'y mettre à cette période du jour, de peur d'être obligé de s'exposer au froid après qu'on en est sorti. Cette opinion erronée paraît venir de ce qu'on a observé qu'on courait des dangers en s'exposant au grand air après s'être échauffé par un exercice fatigant. Mais l'état du corps, après avoir été dans un bain chaud, est fort différent ; dans ce dernier cas, le corps affaibli par la fatigue perd de sa chaleur par l'augmentation de sa transpiration ; dans l'autre, le corps étant entouré d'un milieu d'une température presque égale à la sienne, la chaleur ne peut s'échapper, et tend plutôt à s'accroître. Par ce moyen, le corps est mieux disposé à résister à l'action du froid au sortir du bain chaud, qu'il ne l'est peut-être dans toute autre situation ; et on ne doit pas plus craindre de s'exposer à l'air en sortant d'un bain chaud, qu'on ne craint de s'y exposer en sortant, un jour de gelée, de son lit.

Le résultat des expériences qu'a faites sur lui-même le comte de Rumfort, s'accorde tellement avec le mode d'user du bain, que nous recommandons, que nous ne pouvons nous dispenser d'en rendre compte *.

« Etant à Harrowgate pour raison de santé,
» dit le comte, je prenais tous les trois jours un
» bain chaud à 96° du thermomètre de Fahrein-
» heit. Je me mettais dans ce bain à dix heures
» du soir, et j'y restais dix à quinze minutes.
» Immédiatement après en être sorti, j'allais me
» mettre dans mon lit, qu'on avait bien bassiné,
» afin de ne pas m'exposer à gagner un rhume.
» Ayant suivi cette manière de me baigner pen-
» dant quelque tems, et éprouvant quelquefois
» un petit mouvement de fièvre et d'insomnie
» après le bain, j'en parlai par hasard, dans la
» conversation, à un homme fort intelligent,
» qui logeait dans la même maison que moi, et
» qui était depuis long-tems dans l'habitude de
» venir tous les ans à Harrowgate. Il me con-
» seilla de changer l'heure du bain, d'y rester
» plus long-tems, et surtout d'éviter d'entrer
» dans un lit chaud en en sortant. J'ai suivi son
» avis, et je lui en devrai toute ma vie des re-
» mercîmens.

» Je me mis alors dans le bain régulièrement
» tous les trois jours, environ deux heures avant

* *Observations concerning the salubrity of warm Bathing,* etc., by Benjamin count of **Rumfort**.

» le dîner, et j'y restai une demi-heure ; lorsque
» j'en sortais, au lieu de me mettre dans un lit
» chaud, je me faisais bien essuyer avec des
» linges chauds, dans une chambre attenante à
» celle où je prenais le bain ; je passais ma robe
» de chambre, qu'on avait un peu chauffée ; je
» me retirais dans mon appartement, où je res-
» tais à m'amuser, à me promener, à lire ou à
» écrire jusqu'à l'heure du dîner.

 » Les bons effets que j'éprouvai de ce change-
» ment de méthode, furent trop frappans pour
» que j'oublié d'en faire mention. Je n'éprouvai
» plus après le bain cette espèce de chaleur fé-
» brile que je ressentais auparavant ; et, loin
» d'être frileux en sortant du bain, je me trou-
» vais moins sensible au froid. J'ai même tou-
» jours observé que ce sentiment de chaleur
» qui annonce la santé, que la gaîté qui résulte
» de la pleine et entière liberté de la circulation
» du sang, que procure le bain, durait pendant
» quelques heures, et n'était jamais suivi de
» l'état de langueur qui succède souvent à cette
» augmentation artificielle de la circulation et à
» cette excitation momentanée que produisent
» des médicamens nouveaux.

 » J'ai constamment remarqué que je dînais
» avec plus d'appétit le jour où je prenais un

» bain, que les autres jours; que ma digestion
» se faisait mieux, que j'avais plus d'activité
» dans l'esprit, et que j'étais plus en état de
» supporter la fatigue, et moins sensible au
» froid après le dîner et le soir.

» Comme ces résultats favorables me parurent
» être réguliers et constants, je me déterminai à
» procéder à des expériences plus décisives. Je
» commençai à me baigner tous les deux jours,
» et trouvant que j'éprouvais les mêmes effets
» avantageux qu'auparavant, je persistai dans
» cette nouvelle méthode, et je fus encouragé à
» la porter plus loin, et à me baigner tous les
» jours.

« Plusieurs personnes, même le médecin
» d'Harrowgate, regardèrent ces expériences
» comme dangereuses, et ne les approuvèrent
» nullement; mais comme il ne me parut en
» résulter aucun inconvénient, et que je trou-
» vais que mes forces allaient toujours crois-
» sant, que ma santé s'améliorait, que j'avais
» plus d'activité et de gaîté, je continuai cette
» méthode, et me mis tous les jours à deux
» heures après midi, pendant une demi-heure,
» dans un bain chaud à 96 ou 97° F. (31 R.);
» ce que je continuai pendant trente-cinq jours.

» Les effets salutaires qui suivirent cette ma-

» nière de prendre les bains , furent sensibles à
» tous ceux qui étaient présens , et qui en virent
» les suites. J'attribue entièrement à l'usage des
» bains l'état de santé dont je jouis depuis cette
» époque. »

Lorsque la connaissance d'une méthode simple , aisée et efficace , de chauffer l'eau à tel degré que l'on veut , et dans des vaisseaux de toute grandeur , au moyen de la vapeur , procédé qu'a inventé le comte de Rumfort , se répand généralement , elle ne peut manquer d'étendre la pratique salutaire des bains chauds en facilitant les moyens de s'en procurer.

On ne doit pas seulement attribuer les effets des bains chauds à la propriété qu'ils ont d'empêcher la chaleur de s'échapper du corps vivant. Nous avons déjà parlé de la sécrétion abondante qui se fait à la surface du corps. MM. Seguin et Lavoisier ont fait les recherches les plus exactes sur la nature et les relations de cette fonction du corps vivant. M. Seguin se mit le corps dans une espèce de sac de taffetas ciré ; il fixa ce sac autour de l'ouverture de la bouche au moyen d'une espèce de colle. Il parvint par ce moyen à découvrir les rapports qu'il y a entre la transpiration pulmonaire et la cutanée ; et en se pesant le corps dans une balance exacte , il détermina la quantité de matière qui se décharge du corps humain par la voie de ces deux émonctoires, dans un tems donné. La pesanteur de la matière qui sort par la transpiration de la surface cutanée et des poumons, s'élève, terme moyen, chez un homme qui ne fait pas un violent exercice, à 18 grains par minute, 2 onces 2 gros par heure, et à 54 onces dans l'espace de vingt-quatre heures, en supposant que la quantité de la matière transpirable soit toujours la même. Les limites de cette sécrétion admettent cependant une latitude considérable, sa quantité étant infiniment augmentée par l'exercice et la chaleur.

Avant les expériences de M. Seguin, on avait toujours supposé que, lorsque le corps était immergé dans l'eau chaude, une partie de ce fluide était absorbée; et en imprégnant les bains de substances nutritives, on a souvent cherché à soutenir la vie, dans le cas où une maladie empêchait d'introduire des alimens dans l'estomac. Le docteur Macquard lui-même, qui est le dernier auteur qui ait écrit *ex professo* sur les bains chauds, regarde cette doctrine comme prouvée, et raisonne sur cette matière comme sur un fait qui ne laisse aucun doute.

En restant immergé pendant un tems considérable dans une dissolution de sublimé corrosif et d'autres substances dont les effets, lorsqu'on les prend à l'intérieur, sont connus, M. Seguin découvrit, par des expériences aussi décisives que judicieuses, que, lorsque la peau est intacte, il n'existe aucune absorption de liquides ou de matières solides par la surface extérieure du corps. Dans la dernière édition des *Observations de médecine*, le docteur Currie a rapporté quelques expériences curieuses faites par le docteur Rousseau, de Saint-Domingue, qui prouvent qu'il n'y a pas d'inhalation à la surface cutanée, opinion que M. Currie même paraît partager.

Dans le nombre des vues pratiques et utiles des différentes fonctions de l'économie animale que la connaissance de ce fait découvre, il faut compter le moyen d'expliquer d'une manière satisfaisante le bien-être qu'on éprouve après l'usage du bain chaud. Si l'on pèse exactement le corps après l'avoir immergé pendant quelque tems dans un bain dont la température n'était pas assez élevée pour accélérer les mouvemens du pouls, la quantité de matière sortie par la transpiration ne s'élève qu'aux deux tiers de ce que le corps aurait perdu si l'on fût resté le même espace de tems exposé au grand air. Pendant qu'on est dans le bain, l'eau, qui empêche l'action de l'air, qui est le dissolvant naturel de la matière transpirée, arrête la transpiration cutanée, tandis que la pulmonaire continue. C'est probablement cette légère diminution du poids du corps immédiatement après qu'il a été immergé dans un bain chaud, qui a pu tromper des expérimentateurs moins exacts, qui ne savaient pas que la transpiration de la surface cutanée est momentanément suspendue pendant le bain, et qui ont pensé qu'une partie du fluide contenu dans la baignoire était absorbé. De là aussi nous pouvons expliquer pourquoi l'immersion dans l'eau diminue la soif; non pas que nous supposions qu'une partie de ce fluide entre dans le corps, mais parce que la perte qu'on fait par la transpiration cutanée se trouve suspendue.

M. Seguin a trouvé de plus, que, si l'on chauffait l'eau au point d'accélérer la circulation, et de forcer les vaisseaux exhalans à laisser échapper par la transpiration, ou plutôt par la sueur, les fluides qu'ils contiennent, nonobstant la pression du milieu dense qui environne le corps, son poids diminuerait beaucoup.

Sans nous arrêter plus long-tems au détail de ces expériences intéressantes, il est aisé de concevoir pourquoi le corps, après avoir été épuisé de fatigue, en entrant dans un bain à la température de 90° F., et plus, éprouve un bien-être aussi marqué. En arrêtant la perte considérable qui se fait par la transpiration, et en prévenant la diminution de la chaleur que le corps perd aisément dans cette situation, la cause immédiate qui a produit la lassitude et la fatigue cesse. Dans cet état du système, l'usage du bain chaud n'est pas moins salutaire que l'immersion dans l'eau froide, comme on l'a démontré, serait nuisible.

C'était pour se délasser après la fatigue que les anciens faisaient usage du bain chaud; et, comme nous l'apprenons dans *l'Odyssée* d'Homère, qui est une véritable histoire des mœurs des Grecs, les convives étrangers étaient conduits aux bains chauds; on les oignait de substances odoriférantes avant de leur offrir à manger; c'était un point important de l'hospitalité. Dans le huitième livre, où Homère décrit la réception d'Ulysse à la cour du roi Alcinoüs, après avoir minutieusement détaillé la manière de chauffer l'eau, le poëte parle de la jouissance luxurieuse et des effets fortifians du bain chaud.

« Une femme esclave l'invite à se laver. Ulysse » est réjoui à la vue des bains chauds; car il n'en » avait pas fait usage depuis qu'il avait quitté le » palais de la nymphe Calypso. Ici, il est traité

» commé un dieu : dès femmes esclaves le lavent ,
» répandent sur son corps une huile parfumée,
» le couvrent d'un magnifique manteau et d'une
» superbe tunique, etc. »

Après les violens exercices gymnastiques de l'arène, les athlètes cherchaient à se mettre dans l'eau chaude pour se délasser et réparer leurs forces épuisées. Les thermes ou fontaines naturellement chaudes, qui, toutes les fois que la situation le permettait, remplaçaient les bains chauds, étaient dédiés à leur patron Hercule.

Après avoir fait observer que les bains chauds étaient autrefois considérés comme le seul reméde à la fatigue, qu'on y avait recours pour recouvrer les forces qu'on avait perdues par l'exercice, il serait curieux de savoir à quelle période et par quelle raison l'usage du bain chaud a commencé à être regardé comme débilitant et relâchant; expressions qui, dans ces derniers tems, ont donné des notions confuses et erronées sur les effets réels du bain chaud, et en ont empêché l'usage.

La passion du peuple romain pour les jouissances que procurent les bains, fournit à ses premiers empereurs l'occasion d'acquérir de la popularité en faisant construire des établissemens publics qui renfermaient toutes les com-

modités nécessaires pour procurer les jouissances dont le luxe des bains chauds est susceptible. Les établissemens de bains étaient si
magnifiques, que les ruines qui en existent
encore étonnent les modernes; ils étaient em-
bellis de tout ce qui peut satisfaire le goût, et
ornés de toutes les belles productions de l'art,
de manière à ne laisser rien à désirer aux personnes les plus difficiles. La multitude, séduite
par l'attrait qu'offraient ces bains, y passait son
tems dans des amusemens frivoles et des conver-
sations oiseuses; c'est ce qui a pu porter le sévère
moraliste à dire que les bains chauds relàchaient,
non pas le corps, mais bien l'ame et les mœurs
du peuple.

Mais comme le plaisir qu'on retire des impressions que le corps reçoit diminue en proportion
de la fréquence de leur répétition, ceux qui
n'employaient le bain chaud que comme objet
de luxe en faisaient chaque jour augmenter le
degré de chaleur.

Hieronimus Mercurialis nous apprend que,
du tems de la république, la visite des bains faisait partie du service des officiers appelés édiles,
et qu'ils devaient y entrer afin d'en déterminer
la chaleur avant que le peuple y fût admis. La
corruption universelle des mœurs, qu'amenè-

rent les brigues des différens concurrens au pouvoir suprême, fit tomber dans l'oubli cette coutume salutaire ; et , comme nous l'apprend Pline,
le peuple s'était à la fin accoutumé à entrer dans
le bain presque à la température de l'eau bouillante : *Balnea tunc similia ferè incendio*. Il n'y
a rien d'étonnant que l'habitude de s'exposer le
corps à un stimulant aussi violent ait produit de
la débilité et des maladies.

Les Romains essayèrent aussi de rendre les
bains chauds utiles aux plus grandes sensualités.
Ils les employaient pour exciter un appétit artificiel, et débarrasser le corps plus promptement
que par les secours ordinaires de la nature , du
malaise que produisait la grande quantité de
matières alimentaires qui surchargeaient leur
estomac. Le gourmand entrait dans une petite
chambre échauffée au plus haut degré de chaleur qu'il pût supporter, au moyen de lampes
ou de tuyaux placés autour des murs. La circulation du sang étant très-accélérée , et la puissance dissolvante de l'air fort augmentée par
cette chaleur sèche, une sueur considérable ,
une soif et une faim artificielles suivaient ce
mode non naturel de déplétion. L'appétit, ainsi
excité, engageait à se livrer de nouveau aux
plaisirs de la table. On sait que les anciens avaient

la détestable habitude de faire usage d'émé-
tiques pour renouveler leur appétit *.

Les bains d'air chaud ou de vapeur, pris pour
exciter la transpiration, n'étaient point connus
des anciens Grecs. Je ne trouve aucune mention d'une semblable pratique dans les ouvrages
d'Homère ni dans ceux d'Hippocrate. Les bains
d'air chaud ne furent introduits à Rome que vers
la fin de la république, et ils étaient employés
comme moyen thérapeutique, spécialement pour
exciter l'appétit des personnes qui étaient trop
efféminées pour prendre de l'exercice. Pline se
plaignait des médecins qui conseillaient de se
mettre dans des bains bouillans (*balneis arden-
tibus*) pour faciliter la digestion et exciter l'appétit. Ces bains affaiblissaient tellement, qu'on
ne pouvait sortir de la baignoire sans aide.

Celse nous dit : *Sudor duobus modis elicitur:
aut sicco calore, aut balneo. Siccus calor est, et
arenæ calidæ, et laconici et clibani***. Ces cha-

---

* Le docteur Currie élève quelque doute sur la méthode qu'employaient les anciens pour se débarrasser des surcharges de l'estomac au moyen de l'emploi de la chaleur à l'extérieur ; il observe
que cet usage devrait être accompagné d'inconvéniens graves
(*Medical reports*, vol. I, pag. 283). Si les importantes occupations de ce médecin lui avaient permis de pousser ses recherches
plus loin, il se serait aisément satisfait en retrouvant les procédés
qu'on employait pour obtenir ce résultat.

** Lib. II, cap. 17.

leurs sèches doivent avoir été employées pour exciter une surabondance de transpiration. Il paraît évident qu'on les a employées principalement pour faciliter la digestion, d'après la note suivante de Phil. Beroaldus : *In balneis erant tepidaria, caldaria, frigidaria; erant et sudatoria, quo ex genere est laconicum; ubi sudando exercendoque corpus, cruditatem digerebant, et oppetentiam edendi provocabant* [*].

Columelle fait un portrait frappant des motifs qui engageaient à chauffer ainsi les chambres, et des abus qui en résultaient. *Mox deinde ut apti veniamus ad ganeas, quotidianam cruditatem Laconicis excoquimus, noctesque libidinibus et ebrietatibus, dies ludo, vel somno, consumimus; ac nosmetipsos ducimus fortunatos quòd nec orientem solem videmus, nec occidentem. Itaque istam vitam socordem persequitur valetudo, nam sic juvenum corpora fluxa et resoluta sunt, ut nihil mors mutatura videatur* [**].

Sénèque, censurant le luxe de son siècle, s'écrie : *Quid mihi cum illis calentibus stagnis? quid cum sudatoriis? in quæ siccus vapor cor-*

---

[*] *Enarrationes in Columellæ* libros XIII *de Re rustica.* In-8°. Lugd., 1549, ad vocem *Laconicum.*

[**] In præfat. ad lib. *de Re rustica.* In-8°. Lugd., 1548, pag. 7.

*pora exhausturus includitur, omnis sudor per
laborem exeat* * ?

Le danger résultant de cette manière de se
débarrasser des crudités de l'estomac, et son
usage fréquent, sont censurés par Juvénal :

Pœna tamen præsens, cum tu deponis amictus
Turgidus, et crudum pavonem in balnea portas :
Hinc subitæ mortes, atque intestata senectus.

Satyra I, vers. 143.

Cette faible esquisse des abus du bain chaud
peut, en quelque sorte, expliquer l'oubli où ils
sont tombés, et l'origine des opinions erronées
sur les effets que produit sur le corps l'immersion dans l'eau chaude. Une attention soignée à
mesurer, au moyen du thermomètre, la température du bain, qui ne doit jamais excéder la
chaleur du corps, c'est-à-dire 98° F., excepté
lorsqu'il est ordonné pour quelque maladie particulière, pourrait, ainsi qu'on peut le présumer,
empêcher que l'usage du bain chaud ne se dis-
crédite, et engager le public à se défaire des préjugés, qui, surtout en Angleterre, ont en grande
partie empêché de jouir d'un luxe innocent, qui
n'est pas moins salutaire qu'agréable.

Je vais maintenant indiquer certains états par-

---

* Epist. 51, in tom. II operum. 3 vol. in-8°. Amstelod., 1672.
Elzevir.

ticuliers de la constitution, et faire mention de quelques-unes des maladies dans lesquelles l'usage du bain a été trouvé particulièrement utile.

Quoique aucune nation au monde n'égale en propreté dans l'économie domestique, et dans les habillemens, les habitans de ce pays, cependant on néglige encore trop souvent les attentions nécessaires à la stricte propreté qui convient à l'homme. On laisse accumuler pendant trop long-tems à la surface de la peau la matière que rejettent les vaisseaux exhalans. Cette matière, en arrêtant la transpiration, peut avec raison être regardée comme la cause d'un grand nombre de maladies cutanées qu'on guérit par une simple ablution d'eau chaude. La quantité de matières blanches et écailleuses que l'on voit flotter à la surface du bain, après qu'une personne qui n'a pas l'habitude de se baigner y est restée quelque tems, est une preuve évidente qu'il y avait quelque chose d'adhérent à la peau qui avait besoin d'en être ôté. Pendant que les anciens étaient dans un bain tiède, ils étaient dans l'usage de se frotter la surface du corps avec des feuilles de mauve et de la farine de cicérole, espèce de pois chiches. Cette substance farineuse, mêlée à la partie huileuse de la transpiration, enlèverait sans doute plus facilement les saletés attachées à la surface de la peau. Le son ordinaire, ou la pâte d'amandes, peuvent s'employer avantageusement pour obtenir un semblable effet. On sait que la peau est plus souple et plus douce lorsqu'elle a été frottée avec quelque substance de cette espèce, qu'après une simple immersion dans l'eau chaude. Toute personne attentive à la conservation de sa santé, doit de tems en tems faire usage d'un bain à la température de 85 à 95° F., comme un moyen salutaire de nettoyer la peau.

Pendant les premières périodes de la vie, les bains tièdes, pris de tems en tems, paraissent contribuer beaucoup au développement des organes, et à maintenir la peau dans un état de souplesse et de perméabilité; ce qui est non—seulement un signe de bonne santé, mais ce qui tend singulièrement à faciliter les éruptions, et conséquemment à diminuer le danger des différentes maladies cutanées auxquelles les enfans sont si exposés. L'usage de plonger les enfans dans l'eau froide a été probablement porté trop loin dans ce pays, comme si, pour me servir de l'expression de Galien, l'élasticité de la fibre vivante, comme celle de l'acier, pouvait être augmentée au moyen d'une transition subite d'une température à une autre.

Les approches de la vieillesse sont annoncées par une diminution générale de l'irritabilité du système; les différentes sécrétions se font avec moins de force, et dans aucune des fonctions du corps humain, le décroissement d'activité n'est plus sensible que dans la fonction de la transpiration cutanée; ce qui donne cette apparence aride et cette rudesse de la peau qui est sensible au toucher, et qu'on aperçoit ordinairement dans l'âge avancé. Les bains d'une température presque égale à la chaleur du corps, enlèvent non-seulement les parties squammeuses de l'épiderme qui gênent la transpiration, mais, en suspendant momentanément l'effort nécessaire pour maintenir la chaleur du corps, ils entretiennent la force, et tendent à retarder les progrès de la décrépitude. C'est pourquoi l'usage habituel du bain chaud peut être regardé comme le soulagement le plus agréable à la vieillesse.

Le lord Bacon pense que l'histoire d'Æson rajeuni au moyen de la chaudière médicale de Médée, n'est, dans le fait, qu'une description allégorique de la propriété qu'a le bain chaud de retarder la vieillesse. Dans une note sur les amours des plantes, le docteur Darwin a développé plus longuement cette idée de la manière suivante :

« L'histoire d'Æson qui se rajeunit en faisant
» usage des bains médicinaux de Médée, semble
» n'avoir été rapportée que pour indiquer l'ef-
» ficacité du bain chaud afin de retarder les ap-
» proches de la vieillesse. Les mots *tendre* et
» *relâcher*, qu'on regarde généralement comme
» exprimant les effets de bains chauds et froids,
» sont des termes mécaniques, qu'on ne peut
» appliquer qu'aux tambours et aux cordes;
» mais ce ne sont que des métaphores quand ils
» ont rapport aux effets du bain chaud ou froid
» sur le corps humain. La cause immédiate de la
» vieillesse paraît exister dans le défaut d'irrita-
» bilité des parties les plus fines des vaisseaux du
» système; d'où il s'ensuit que ces fibres cessant
» d'agir, s'épaississent, deviennent coriaces et
» s'ossifient. Le bain chaud est particulièrement
» nécessaire pour prévenir ces effets, en aug-
» mentant l'irritabilité, humectant et adoucis-
» sant la peau et les extrémités des plus petits
» vaisseaux qui s'y terminent. Ceux chez qui
» l'âge de la force est passé, qui ont la peau sè-
» che et presque flétrie, éprouveraient un très-
» bon effet d'un bain chaud d'une demi-heure,
» pris deux fois par semaine; cette habitude
» retarderait, je crois, les progrès de la vieil-
» lesse. »

D'après ce principe, le docteur nous dit *,
« lorsque le philosophe américain, le docteur
» Franklin, était en Angleterre, il y a quelques
» années, je lui recommandai l'usage du bain
» chaud deux fois la semaine, pour prévenir les
» effets trop prompts de la vieillesse, dont il
» croyait alors sentir les approches; j'ai appris
» qu'il en avait continué l'usage presque jusqu'à
» sa mort, qui n'est arrivée qu'à un âge très-
» avancé. »

Dans toutes les maladies où il y a augmentation dans la vitesse du pouls, et en même tems
diminution de forces, état du système qu'on
nomme ordinairement étique, soit que ces
symptômes proviennent d'un état maladif de
tout le système ou d'une irritation locale, on
trouvera que le bain chaud est un remède utile.

Dans cette espèce d'atrophie, qu'on reconnaît à la vitesse du pouls, à l'insomnie, à l'apparence sale et ridée de la peau, collection de
symptômes qui a été appelée par quelques auteurs fièvre nerveuse, et par d'autres, faiblesse
chronique, quoique rien n'annonce une maladie particulière, et que ces symptômes résistent
fréquemment à l'application des moyens les plus

* *Zoonomia*, pag. 686.

usités qu'on emploie dans de semblables cas, on
retire cependant souvent des avantages mar-
qués de l'usage des bains chauds. Je ne dois pas
oublier d'ajouter que, dans cet état du corps,
le bain froid est généralement nuisible.

Le bain chaud procure beaucoup de soulagement dans les différentes affections chroniques
des organes servant à la sécrétion des urines.
L'utilité de l'immersion dans l'eau chaude, pour
faciliter le passage des graviers arrêtés par des
contractions spasmodiques dans les uretères ou
dans l'urètre, et le soulagement qu'elle procure
lorsqu'on a un calcul dans la vessie, sont généralement reconnus par l'expérience.

Dans les ulcères fistuleux du périnée, les effets
salutaires du bain chaud sont particulièrement
reconnus. En restant chaque jour immergé,
pendant une heure, dans l'eau d'une température agréable, j'ai vu l'irritation et la douleur
occasionées par cette maladie, être beaucoup
calmées, et les ulcères paraître avoir de la disposition à se guérir.

L'utilité des bains chauds pour diminuer la
violence des douleurs produites par les calculs
biliaires arrêtés dans le canal cystique, est généralement connue, ainsi que le pouvoir qu'ils ont
de diminuer les espèces de coliques produites

par l'oxide de plomb. Dans toutes les douleurs fixes et internes de l'abdomen, on peut, en gé= néral, employer les bains chauds avec avantage.

Dans les suppressions et les irrégularités du flux menstruel, fréquemment accompagnées de symptômes hystériques, l'usage du bain chaud produit les effets les plus salutaires. Mais quand, par ce moyen, cette sécrétion a été rétablie, les bains de mer tendent à fortifier la constitution, et à empêcher le retour de ces irrégularités.

On a déjà démontré que les bains chauds font cesser l'engorgement des jambes auquel les per= sonnes du sexe sont sujettes pendant qu'elles résident sur les côtes. Le même remède s'em= ploierait probablement avec avantage dans l'a= nasarque provenant d'autres causes, et vrai= semblablement, comme le docteur Darwin l'a indiqué, dans tout les cas de débilité générale accompagnée de froid aux extrémités.

La toux spasmodique et les autres affections nerveuses sont fréquemment soulagées par les bains chauds. Le docteur Whytt observe, dans son *Traité des Maladies nerveuses*, « qu'un » bain chaud partiel des jambes et des cuisses » est le meilleur remède contre les convulsions » qui précèdent quelquefois l'éruption de la pe= » tite vérole, et contre le tremblement général

» de tout le corps, qu'on éprouve souvent vers
» la fin de cette maladie, quand les pustules
» sont de mauvaise nature. »

Je ne connais aucune espèce d'affection cutanée qui ne reçoive du soulagement des bains
chauds d'eau de mer, quoique plusieurs maladies de la peau soient susceptibles d'être guéries
par un bain tiède d'eau douce, ou simple, ou
imprégnée de médicamens appropriés. Comme
il est maintenant prouvé qu'il n'y a point d'absorption cutanée pendant que les pores restent
fermés, l'effet des substances qu'on peut mêler
avec l'eau du bain doit être déterminé d'après
leur action immédiate sur la surface de la peau.

Le docteur Russel, dans son *OEconomia naturæ*, rapporte trois cas de lèpres suppurantes et
invétérées qui, toutes, après avoir été aggravées
par les bains de mer, furent guéries par les bains
chauds d'eau douce dans laquelle on avait fait
infuser du son et des feuilles de mauve. Les malades faisaient en même tems usage d'eau de mer
prise intérieurement, et lavaient fréquemment
leurs éruptions avec une lotion composée de
deux livres d'eau de mer, dans laquelle on avait
fait infuser huit livres de goudron pendant vingt-
quatre heures, et qu'on passait ensuite à l'éta-
mine.

Il y a une espèce particulière de démangeaison de la peau, qui est fatigante, et qui est d'abord produite par des espèces de petites pustules aqueuses qui forment de petites écailles rouges lorsqu'on les irrite. Cette maladie est très-difficile à guérir; mais on obtient beaucoup de soulagement par l'usage du bain tiède. On prend souvent cette maladie pour la gale, dont elle se distingue cependant en ce qu'elle n'est pas contagieuse. On peut guérir la gale ordinaire en se mettant quelquefois dans un bain chaud, dans lequel on aura dissous une demi-once de foie de soufre.

L'utilité du bain chaud dans différentes modifications de la goutte, du rhumatisme et de la paralysie, est suffisamment prouvée par les nombreux exemples qu'en donne annuellement le soulagement qu'éprouvent les malades qui ont recours aux eaux thermales de Bath. Il n'y a pas de doute que des bains d'eau salée ou d'eau douce, chauffés jusqu'à un degré de température égal à celui de ces eaux, produiraient de semblables effets.

La fièvre hectique, qui accompagne la phthisie pulmonaire, reçoit un soulagement momentané de l'immersion dans le bain chaud. Quoique je sois porté à croire que, si jamais la médecine

parvient à maîtriser cette terrible maladie, ce ne
sera qu'en produisant quelque changement sur
la surface extérieure de la peau, avec laquelle
les organes de la respiration paraissent si inti-
mement liés, les effets palliatifs du bain chaud
ne doivent pas cependant nous engager à retarder trop long-tems l'administration de remèdes
plus efficaces. On peut quelquefois prévenir cette
cruelle maladie par un régime suivi, et particulièrement en prenant régulièrement de l'exercice
au grand air; mais il est à craindre qu'on ne
cherche long-tems et inutilement un remède
spécifique contre les tubercules des poumons.
Le docteur Marcard lui-même, qui a tant vanté
les bains chauds, ne les considère que comme un
remède éventuel pour la guérison de la vraie
consomption pulmonaire; et il paraît parler
d'après l'expérience : « Ce serait folie de baigner
» un phthisique, malgré, comme je l'ai éprouvé,
» que le bain ralentisse la fièvre pour quelques
» heures; ce qu'on y gagnerait serait fort insi-
» gnifiant, et l'on risquerait d'augmenter la
» grande disposition à l'enflure et aux sueurs *. »

L'usage du bain chaud est depuis long-tems
en vogue parmi les Français qui habitent les îles

* H. M. Marcard, *de la Nature et de l'Usage des bains*, trad,
par M. Parant. In-8°. Paris, 1801.

des Indes occidentales; et la cause qui les exempte de quelques-unes des maladies les plus funestes de ces climats, lesquelles, comparativement, exercent de plus grands ravages parmi les Anglais, doit probablement être attribuée au fréquent usage qu'ils font des bains chauds. On commence dans nos îles à suivre la même méthode, et on en retire les mêmes avantages. Nous avons précédemment expliqué le mode par lequel le bain chaud tend à empêcher les effets débilitans d'une chaleur intense et d'une abondante transpiration.

Toutes les fois qu'on a éprouvé beaucoup de fatigue, particulièrement dans les tems chauds, on peut regarder l'usage du bain chaud comme une pratique sûre et salutaire. On ne doit jamais se mettre dans cette espèce de bain lorsqu'on a l'estomac plein d'alimens; et la température de l'eau ne doit jamais excéder celle du corps. Quand on observera ces simples précautions, on trouvera toujours que ce remède agréable retardera la vitesse du pouls, diminuera la fatigue, et sera suivi d'un sommeil tranquille et rafraîchissant.

FIN.

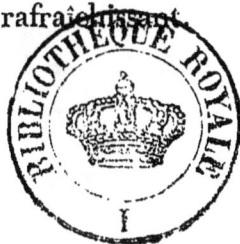

TABLE

DES MATIÈRES.

—

CHAPITRE PREMIER.

L'automne est la saison la plus convenable pour prendre
les bains de mer. — Terme moyen de la température
de la mer dans cette saison. — On doit considérer la
mer comme un bain froid. — Effets immédiats de
l'immersion dans l'eau froide, et de son usage pendant
un certain laps de tems. — Explication de la respiration convulsive. — Par quels moyens on la prévient.
— Effets que produit sur le cœur et les artères l'immersion dans l'eau froide. — De la sensation de froid
et des frissons qu'on ressent en sortant du bain. —
Explication de la sensation de chaleur qu'on ressent
lorsqu'on a mis ses habits. — Ce sentiment de chaleur est une preuve de l'utilité des bains. — Une vigueur continuelle est la suite de l'usage des bains

froids. — L'usage des bains froids prévient les affections catarrhales, ou ce qu'on appelle ordinairement
rhumes. — De la chaleur animale. — Distinction
entre la transpiration insensible et la sueur. — Les
bains froids rendent la transpiration régulière, conservent la santé et excitent l'appétit. — Pratique particulière adaptée au climat véritable de la Grande-
Bretagne. — Effets dangereux de la flanelle portée en
contact immédiat avec la peau. — Effets salutaires de
l'usage régulier d'une brosse à frictions. — Onctions
huileuses à la surface de la peau, d'après la méthode
des anciens. — Effets particuliers des bains d'eau salée sur la peau. — Propriété qu'ont en général les
bains d'eau de mer combinés avec la respiration d'un
air pur, de réveiller l'action de la fibre vivante.

CHAPITRE II.

Pourquoi le matin n'est pas toujours le tems le plus
propre pour se mettre dans le bain. — Précautions à
prendre avant le bain. — Avantage qu'on retire des
bains pris à midi, surtout si l'on est d'une constitution
délicate. — La mer est beaucoup plus chaude à cette
heure du jour, qu'elle ne l'est le matin. — Causes de
ce phénomène. — Du bain pris le soir. — Inconvénient de permettre aux enfans du se mettre au lit après
le bain.

CHAPITRE III.

De l'état du corps humain dans lequel les bains froids
sont les plus convenables. — Précautions qu'il est
nécessaire de prendre avant le bain. — Espace de
tems qu'il est convenable de rester dans le bain. —
Utilité de plonger tout le corps dans l'eau. — Manière
de s'immerger. — Utilité de s'habiller promptement
après s'être baigné. — Nécessité d'avoir la plus
grande attention de sécher l'humidité du corps. —
Manière de réchauffer ceux qui ont froid après le
bain. — Danger de se baigner après un excès. —
Exemples des accidens qui suivent le bain pris dans
cet état. — Le bain doit être d'une température
moyenne, surtout lorsqu'on l'administre aux enfans.

CHAPITRE IV.

Ils sont très-utiles dans les maladies qui proviennent de
la débilité générale de la constitution. — Utiles dans
les scrofules et dans les ulcères superficiels de la tête,
des yeux ; les caries des os ; l'atrophie des enfans, qui
sont autant de signes d'une affection scrofuleuse. —
Utilité des bains de mer dans le rachitis, les convulsions des enfans, l'épilepsie, la danse de Saint-Weit,
les affections hystériques, l'hydrophobie, les affections

15

nerveuses, les palpitations du cœur, les indigestions, l'hypocondrie, l'insomnie, l'aphonie ou perte de la voix, les dérangemens dans la menstruation, les affec-tions paralytiques , la chlorose, les fièvres intermit-tentes, l'inflammation chronique des yeux, les fistu-les lacrymales, les affections catarrhales, l'asthme ner-veux. — Utiles pour se préserver de la goutte. — — Avantageux dans les rhumatismes; pour faire dis-paraître la débilité provenant de l'emploi des médi-camens mercuriels. — Le bain froid mène à la lon-gévité, d'après l'opinion du lord Bacon.

CHAPITRE V.

Les bains de mer sont nuisibles dans les maladies inflam-matoires; dans les érysipèles, le feu Saint-Antoine; dans les maladies cutanées; dans les ulcères scorbuti-ques des jambes. — Ils occasionent le gonflement œdé-mateux des jambes chez les personnes du sexe. — Ils sont nuisibles aux personnes d'un tempérament bilieux et d'un âge avancé. — Précautions à prendre lorsqu'on revient des côtes de la mer.

CHAPITRE VI.

La quantité de sel contenue dans l'eau de mer varie dans les différentes latitudes. — Analyse chimique de l'eau

de mer des côtes de la Grande-Bretagne. — Effets
avantageux pour l'homme et les animaux, du sel pris
avec les alimens. — De la meilleure manière de faire
usage de l'eau de mer lorsqu'on la prend comme purgative. — Tempéramens dans lesquels l'usage de l'eau
de mer à l'intérieur est nuisible. — Moyens de prévenir le goût amer et nauséabond que donne quelquefois
l'eau de mer. — Elle offre un remède contre les vers
ascarides. — Elle est utile dans les fistules à l'anus ;
dans les scrofules. — Elle chasse les vers des intestins
des enfans, et prévient leur développement. — Son
utilité comme *altérant* lorsqu'on la prend à petite
dose. — Elle guérit quelquefois les affections cutanées.
— Elle est utile dans l'atrophie des enfans. — Attention à se procurer l'eau de mer pure. — Moyens de la
dépurer.

CHAPITRE VII.

Avantages qu'on retire de la respiration d'un air pur. —
Comment l'air est vicié. — Les moyens qu'emploie la
nature pour purifier l'air, sont la végétation, l'agitation
des eaux des rivières et des lacs, et principalement de
la mer. — Les tempêtes servent à purifier l'air. —
L'air a plus de densité dans le voisinage de la mer
qu'il n'en a ailleurs. — La température du globe est,
en grande partie, réglée par l'Océan. — Salubrité
de l'air dans le voisinage de la mer. — La respiration
d'un air pur augmente l'appétit. — Effets du changement d'air dans la guérison des maladies. — L'air du

voisinage de la mer est imprégné de particules salines.
— L'air de la mer est utile dans les catarrhes chroniques. — Rhumes guéris par la respiration de l'air des
marais salans. — L'air de la mer est nuisible dans la
consomption pulmonaire. — Il contribue à la guérison
de quelques affections scrofuleuses. — Maladies des
organes digestifs guéries par le mal de mer. — Utilité
pour les personnes valétudinaires de respirer l'air de
la mer.

CHAPITRE VIII.

Observations sur l'usage des bains chauds. 192

Utilité générale des bains chauds. — Des bains chauds
d'eau de mer. — La chaleur du corps humain est
augmentée par l'immersion dans un bain d'une température inférieure à la sienne. — Effets du bain
chaud sur la respiration. — Chaleur du bain chaud. —
Elle doit toujours être réglée par le thermomètre. —
Danger de s'en rapporter à ses sensations. — Le
pouls est accéléré lorsqu'on entre dans un bain chaud
le soir. — Tems le plus convenable pour faire usage
du bain chaud. — Il n'y a point de danger de s'enrhumer en sortant du bain. — Expériences intéressantes
du comte de Rumfort. — Effets du bain chaud sur la
respiration. — Preuves qu'il n'y a point d'absorption
dans le bain. — Pourquoi l'immersion dans un bain
chaud modère la soif. — Effets fortifians du bain
chaud. — Les anciens allaient aux bains pour se rafraîchir avant leurs repas. — Les fontaines d'eaux
chaudes étaient dédiées à Hercule. — Des bains d'air

chaud étaient employés par les anciens pour accélérer la digestion et se créer un appétit artificiel. — Effets dangereux de cette pratique. — L'abus que faisaient les Romains des bains chauds a donné lieu à des opinions erronées relativement à leur manière d'agir sur le corps vivant. Ces opinions paraissent en avoir fait négliger l'usage. — La chaleur du bain chaud doit rarement excéder celle du corps humain. — Bains de propreté. — Leur utilité dans un âge avancé. — Ils retardent les approches de la vieillesse. — Ils sont utiles dans les faiblesses chroniques; dans quelques maladies des voies urinaires; dans les obstructions et les gonflemens œdémateux des jambes des femmes; dans la toux spasmodique; dans les maladies cutanées; dans les affections goutteuses et rhumatismales; dans la fièvre hectique; dans les climats chauds.

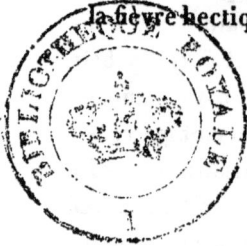

FIN DE LA TABLE DES MATIÈRES.

www.ingramcontent.com/pod-product-compliance
Lightning Source LLC
Chambersburg PA
CBHW071649200326
41519CB00012BA/2457